思春期のこころと身体Q&A ③

摂食障害

——身体にすり替えられたこころの痛み——

深井 善光 著

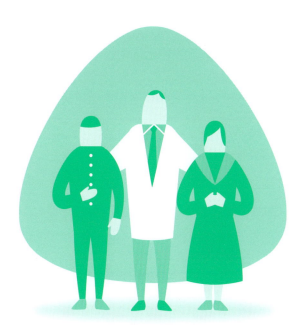

ミネルヴァ書房

摂食障害──身体にすり替えられたこころの痛み　**目次**

序章　身体にすり替えられたこころの痛み ………… 1

第1章　摂食障害とは──食へのすり替え ………… 11

Q1　摂食障害とはこころの病気なのですか、身体の病気
　　　なのですか。
　　　　すり替えられた目的 ………… 12

Q2　摂食障害にはどんな種類があるのですか。
　　　　病型分類 ………… 16

Q3　摂食障害の患者は増えていると聞きました。日本に
　　　はどのぐらいの患者がいますか。
　　　　患者統計と疫学① ………… 19

Q4　摂食障害は女性に多い病気ですか。また、発病しや
　　　すい年齢はあるのですか。
　　　　患者統計と疫学② ………… 22

Q5　摂食障害は昔からある病気ですか。また、先進国に
　　　特有の病気ですか。
　　　　摂食障害の歴史 ………… 24

Q6　摂食障害は再発を繰り返す病気と聞きました。将来、
　　　どうなるのでしょうか。
　　　　摂食障害の予後 ………… 26

　　　コラム　日本人の平均寿命 ………… 28

Q7　やせているか、太っているかを評価する基準にはど
　　　のようなものがあるのですか。
　　　　BMIと「％標準体重」・肥満度 ………… 29

Q8　やせている芸能人にあこがれます。どうすれば綺麗
　　　にやせられるのですか。
　　　　ダイエットと摂食障害の境界線 ………… 34

II

Q9 ヒトは何日ぐらい食べないと命が危険になるのですか。水も飲まない場合は。

　　　　飢餓状態の生存限界 ……………………………………… 37

Q10 ＴＶ番組の大食い選手権で優勝する人たちは太ってはいません。食べても太らない体質なのでしょうか。

　　　　「やせの大食い」の秘密 ………………………………… 41

第2章　摂食障害はなぜ起こるのか──異なる発症要因 ……… 45

Q1 摂食障害の原因は何ですか。発症しやすい体質ですか。環境ですか。

　　　　"こころの痛み"の元 ……………………………………… 46

　　コラム　"進撃の巨人"にみる思春期のこころ …………… 50

Q2 発症直前にあった"きっかけ"は原因ではないのですか。

　　　　すり替えのきっかけ ……………………………………… 51

Q3 "やせていることは価値が高い、崇高である"という文化はどのようにしてできたのでしょうか。

　　　　文化的・社会的な要因 …………………………………… 54

　　コラム　葛藤できる力とは？ ……………………………… 57

Q4 本能や衝動は食行動にどのように関係しているのですか。

　　　　動物に共通な要因 ………………………………………… 59

　　コラム　人間の行動を引き起こすもの …………………… 62

Q5 自律神経とはどのようなものですか。摂食障害と自律神経はどのような関係にあるのですか。

　　　　自動の調律と心身相関 …………………………………… 64

III

Q6 "無意識" とは何ですか。誰にでもあるものですか。

　　精神分析と無意識 ··· 67

Q7 乳幼児期の母子関係や家庭環境はこころの発達や病気の発症にどのように影響するのですか。

　　乳幼児精神医学 ··· 71

　　コラム　ライナスの毛布は "移行対象" ················ 75

Q8 子どもの心理発達と思春期の発達課題とはどのようなものですか。

　　主体性の確立 ··· 77

　　コラム　ギリシアの戯曲『エディプス王』の悲劇 ········· 80

Q9 発症前の性格や対人関係に特徴はありますか。

　　病前適応の類型 ··· 81

Q10 強迫性障害と摂食障害は関係があるのですか。

　　不安を耐え凌ぐ手段 ··· 86

Q11 自閉スペクトラム症（ASD）や注意欠如多動症（AD／HD）などの発達特性は摂食障害の発症に関係があるのですか。

　　情緒的交流の困難さ ··· 89

　　コラム　"発達特性" は「ウミガメ」と「陸亀」の違い ··· 93

Q12 うつ病やうつ状態と摂食障害は関係があるのですか。

　　不安が蓄積したうつ病 ··· 95

　　コラム　新しい抗うつ薬（SSRI・SNRI） ············· 98

Q13 不登校と摂食障害とは関係があるのですか。

　　不登校を選べなかった拒食症 ································100

目 次

第3章　いろいろな摂食障害——見立てのしるべ ………………… 103

Q1 どうして "拒食症" には「思春期やせ症」「神経性
食思不振症」「神経性やせ症」など、いろいろな呼
び方があるのですか。
名称と診断基準の変遷 ……………………………… 104

Q2 摂食障害の患者さんの精神病理にはどのような種類
がありますか。
8つの精神病理 ……………………………………… 108

コラム　抗精神病薬について ……………………………… 112

Q3 「食物回避性情緒障害」とはどんな病気ですか。"拒
食症" とはどう違うのですか。
すり替えの前段階 …………………………………… 113

Q4 「機能性嚥下障害（嘔吐恐怖症）」「うつ状態による食
欲低下」とはどんな病気ですか。
不安やうつと食欲 …………………………………… 116

Q5 「機能性嘔吐症（心因性嘔吐）」「反芻性障害」とはど
んな病気ですか。
胃食道逆流の体質 …………………………………… 119

Q6 「神経性過食症」「過食性障害」とはどんな病気です
か。
本能の逆襲 …………………………………………… 124

コラム　"食わず女房" は過食症 ………………………… 125

Q7 「異食症」「選択的摂食」「食物拒否」「広汎性拒絶症
候群」とはどんな病気ですか。
自閉スペクトラム症との関連 ……………………… 127

Q8 「制限摂食」「哺育障害」とはどんな病気ですか。
乳幼児の食欲不振 …………………………………… 129

v

第4章　行動の意味——隠されたこころ ……………………… 131

Q1 「身体がもたないから食べなさい」と言っても食べません。死ぬかもしれないのにどうして食べないのですか。

　　　生き疲れの証 ……………………… 132

Q2 「病気ではない」と言い張って受診を拒否します。やせているのに、「まだまだ太っている」と言い張るのはなぜですか。

　　　病識の欠如は嘘 ……………………… 134

Q3 ランニングや筋トレをしたり、努めて階段を使用したり、立ったまま読書をします。しかし疲れがなさそうなのですが。

　　　脳内麻薬の作用 ……………………… 136

Q4 自分では食べないのに、料理をしたがるのはなぜですか。兄弟姉妹や母親には、もっと食べろと言うのですが。

　　　本能を騙し家族を巻き込む強迫 ……………………… 140

Q5 "拒食症の人に「食べろ」と言ってはいけない" と本やネットでみました。どうしたら良いでしょう。

　　　すり替え症状の理解 ……………………… 143

Q6 1日に何度も体重を測って一喜一憂しています。体重計を隠した方が良いでしょうか。

　　　増減どちらもすり替え ……………………… 145

Q7 学校ではどのような対応ができますか。体育や部活、登校の制限はどうしたら良いでしょう。

　　　早期発見と連携 ……………………… 147

目　次

第5章　身体に起こる変化——すり替えの果て ································ 149

Q1　「水分と野菜以外は食べない」という極端なダイエッ
　　　トをした場合、どこがやせるのですか。
　　　　　　やせていく順序 ·· 150

　　　　コラム　ヒトの身体の三分の一は筋肉 ························ 155

Q2　ようやく10キロやせたのに、少し食べただけで5キ
　　　ロ増えてしまいました。太りやすい体質になったの
　　　でしょうか。
　　　　　　再栄養時の浮腫 ·· 156

Q3　ダイエットには基礎代謝量が関係すると聞きます。
　　　どうすれば基礎代謝量を上げられますか。
　　　　　　基礎代謝量と食事摂取量 ·· 158

Q4　「心拍数が少ない」と言われましたが、夜中に心臓
　　　が止まらないでしょうか。「レントゲン写真で心臓
　　　が細い」と言われましたが。
　　　　　　酸素供給の減少 ·· 163

Q5　やせてから肌が浅黒くシワシワになり、体温も35.7
　　　度と低く、寒がりになりました。背中や手足の毛が
　　　濃くなり恥ずかしいのですが。
　　　　　　甲状腺機能低下の症状 ·· 167

Q6　やせて心配になり血液検査を受けました。「タンパ
　　　ク質も赤血球も正常より多いぐらい」という結果で
　　　したが。
　　　　　　見かけの正常 ·· 170

Q7　やせていますが、「血液検査で肝機能障害はない」
　　　と言われました。大丈夫でしょうか。
　　　　　　代償作用で"なんとか"正常 ·································· 174

VII

Q8 「筋肉が大量に溶けて入院治療が必要」と言われました。大丈夫でしょうか。

　　　横紋筋融解症 ………………………………………………………… 177

　　コラム　やせと薄毛 …………………………………………………… 180

Q9 「血糖値が非常に低い」と言われましたが、大丈夫でしょうか。

　　　食後に起こる低血糖 …………………………………………………… 181

　　コラム　ダンピング症候群（胃切除後症候群）…………………… 183

Q10 ダイエットの途中で空腹を感じなくなり、逆に食べ始めるとお腹が張り、腹痛や下痢が起こりました。

　　　胃腸への血流低下 ……………………………………………………… 184

Q11 「やせたのは脳腫瘍かもしれない」と言われ、頭部MRIを撮ると、「腫瘍はないが脳が縮んでいる」と言われました。

　　　ダイエットで脳が縮む …………………………………………………… 187

　　コラム　低炭水化物ダイエット ……………………………………… 191

Q12 やせ気味で中学3年生になっても初潮がなく、その後、初潮はあったのですが、数か月後に止まりました。

　　　種族保存より個体保存優先 …………………………………………… 192

Q13 やせ始めてから、身長が伸びなくなりました。身長は伸びてほしいのですが、太りたくはありません。

　　　成長より個体保存優先 ………………………………………………… 194

Q14 骨の検査をしたら骨密度が低いと言われました。骨折しやすいのでしょうか。

　　　骨の貯金は思春期まで ………………………………………………… 199

VIII

第6章　いろいろな治療──迷宮の出口 ……… 201

Q1 拒食症の治療では何を目指せば良いのでしょうか。偏食なく適切な量を食べることですか。
　　　　治療目標 ……… 202

　　　　コラム　NICE治療ガイドライン ……… 205

Q2 摂食障害は何科に受診すれば良いのでしょうか。また、どのような治療が行われるのですか。
　　　　治療法と診療科 ……… 207

　　　　コラム　溺れている人の助け方 ……… 211

Q3 摂食障害の治療は外来通院でできますか、入院治療が必要ですか。
　　　　入院基準 ……… 212

Q4 小児科では拒食症にどのような治療が行われますか。
　　　　身体管理と説明・説得 ……… 215

Q5 心療内科では拒食症にどのような治療が行われますか。
　　　　行動制限を用いた認知行動療法 ……… 219

Q6 精神科ではどのような治療が行われますか。いわゆる強制入院とはどういうものですか。
　　　　精神保健福祉法 ……… 224

Q7 精神療法（心理療法）にはどのようなものがあるのですか。
　　　　患者との面接、家族との面接 ……… 226

Q8 外来で行う点滴治療にはどのくらいの栄養があるのですか。
　　　　外来点滴の弊害 ……… 230

IX

Q9 栄養療法による経管栄養と中心静脈栄養との違いは
なんですか。
　　　消化・吸収能力の有無 ………………………………………… 233

Q10 栄養療法による合併症にはどのようなものがあるの
ですか。
　　　再栄養の合併症 ………………………………………………… 237

第7章　定常体重療法──成長と変化を目指して ……………… 241

Q1 精神分析では拒食症の精神病理をどう考えていますか。
　　　金の鳥かご理論 ………………………………………………… 242

　　　コラム　ヒトの生物学上の独立 ……………………………… 245

Q2 "定常体重療法"とは何を目標とした治療ですか。
　　　すり替えの解除 ………………………………………………… 246

　　　コラム　大きなアオムシの育て方 …………………………… 250

Q3 定常体重療法はどのようにしてできたのですか。
　　　患者と治療者の共作 …………………………………………… 251

Q4 定常体重療法の治療はどのように進むのですか。
　　　家族ぐるみの変化 ……………………………………………… 256

終章　空の1番地から ………………………………………………… 265

主要参考文献　268

索　引　271

本文レイアウト・作画　木野厚志（AND'K）

企画・編集　エディシオン・アルシーヴ

序章

身体にすり替えられたこころの痛み

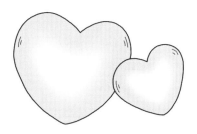

● 不思議な病気

　“食べる”という生物にとってごく当たり前の行動が普通にはできなくなる不思議な病気があります。それは摂食障害と呼ばれています。この病気は患者さん本人だけではなく、周りの家族や友人にも困難を生ぜしめます。このような不思議な病気がどうして起こるかについて、私が患者さんやご家族と関わってきて学び取ったことを少しでも多くの方にお伝えしたいと思い、本書をしたためました。

　摂食障害にはいろいろな症状の形（病型）があり、それぞれどのような心理的問題（精神病理）によって発症に至ったかが異なります。この病気の背景には、生まれつきの身体的素因（遺伝的要因）、生まれてからの経験に影響された心理的課題（精神病理）、家族とどのような関係にあるか（家族病理）、文化的背景（やせ賛美、学歴重視）、社会的背景（景気、世界情勢）などが複雑に入り組んでいます。したがって共通する原因が見付からないのも、共通する治療方法が見付からないのも、当然と言えます。

● “すり替え”の病

　「拒食症」とは、という問いに端的に答えるならば、「こころの行き詰まりを、ダイエットの達成感という偽りの満足感でごまかす病気」ということになります。本当の心理的課題は人間関係が絡むため一人での達成は難しいものです。そのためこころの行き詰まりや憂うつを根本的に解決することから目を逸らすために目標のすり替えをするのです。偽りの目標を“身体がやせていることは素晴らしく崇高なことである”とします。そして不安や憂うつがこころに浮かんできそうになると、やせるための努力に没頭しながら、「いつしか聖なる高みに上がることができるんだ」という夢に酔いしれます。おやつを止める、

食事を減らす、運動する、立ち続ける、などはいつでもできるし、一人でできてしまうからです。

1日に何度も体重を量れば、減った時は達成感で本来の不安を隠し、増えた時には本来の憂うつを「太ったから憂うつなのだ」とすり替えることでやり過ごすことができるのです。つまり、拒食症の人は自分を含めた人間関係で生じた課題を自虐的に独り占めしているのです。

● 抱えきれずに過食

一方、「過食症」は食費がかかるので経済的に家族に負担をかけるし、過食後の罪悪感から興奮して暴れるなど周囲の人にも迷惑をかけるという点で拒食症とは様相が異なります。

拒食症の人は、「誰にも迷惑をかけずに課題を一人で抱え込む」という表現ではこころの課題が解決されないことにしばらくすると気付きます。それで、その辛さを抱えきれずに「過食症」になります。辛さを周囲に知らしめ、周囲を巻き込む表現に変わるのは、吐き出された"こころの痛み"に「家族みんなで取り組んでくれ」という意思表示なのです。しかしながら、過食の本当の意味は患者本人すらわかっておらず、家族は一緒に困ることが関の山です。いったいどうすれば患者も家族も楽になるのでしょう。

● 元に戻す治療で良いのか

私は摂食障害や心身症、不登校の患者さんと面接による診療を行う時、"治療"ではなく、"成長・変化"という言葉を努めて使います。いわゆる"治療"とは病気やけがで障害された部分を元の状態に戻すという意味合いです。例えるなら、足の骨折で歩けなくなった人に手術やギプスで再び歩けるようにすることです。ところが、何らかの「生

き辛さ」を抱えた患者さんはそれまでの状態（生まれつきの自分や家族のあり方）を普通として生きてこられたのです。それが思春期を迎え、生殖能力を備えるという身体的な変化とともに、心理的な変化として、親や教師、大人の指示から独立し、自分の感性と判断で主体的に進路選択を模索するようになります。そして、多くの子どもは反抗期という形で盲目的に大人に従うことを止め、独立した意思を持つ新しい存在状態に"変態"するのです。この心理的な自立、主体性の確立に向かうためには、味方であり保護してくれていた者（多くは親）からの援助を受けられないというリスクを乗り超えなければなりません。

このような思春期の心理発達過程が小さな衝突を繰り返しながら進行すれば、大きな不適応を起こさず大人になることができるでしょう。一方、親が描く子育ての理想が強い場合や子どもが自分を主張する力が弱い場合、今までの生き方を続けていくことに困難を感じ、病気や不登校などの不適応をもたらすのです。

● グリム童話「ヘンゼルとグレーテル」

さて、童話や昔話には誰もが抱くこころの奥の不安が描かれており、それゆえに長く語り継がれることになったと言えるでしょう。グリム童話の中でも「ヘンゼルとグレーテル」といえばほとんどの方がご存知でしょう。幼い子どもが憧れる"お菓子の家"が話の中に出てくる夢物語のようですが、実は口減らしのために子ども捨てるという怖いお話です。

ある森のそばに木こりの父、賢い男の子"ヘンゼル"、気弱な女の子"グレーテル"、そして子どもたちを追い出したい継母が住んでいました。ある時、夏も寒くて作物が育たず大飢饉となります。食料が

残り少なくなった時、夜中に継母が「このままでは４人とも飢え死に
するのを待つばかり。口減らしのために子どもたちを森に置き去りに
しよう」と父親をそそのかします。父親は最初反対したものの、継母
に押し切られてしまいました。

　空腹で眠れなかった子どもたちはその計画を聞いてしまいます。グ
レーテルは泣いてばかりですが、ヘンゼルは外に出て月明かりで光る
石を拾い集めました。翌日、山奥に連れて行かれる道々で、ヘンゼル
は光る石を道標に落としていきました。はぐれたふりをして置き去り
にされた子どもたちは夜を待ち、光る石をたどって翌朝家に戻ってき
ました。父親は置き去りを後悔し、無事の帰宅を喜びました。その数
年後にまたもや大飢饉が起こり、継母は「口減らしのために、子ども
たちをもっと森の奥へ置き去りにしよう」と提案し、父親も同意しま
す。ヘンゼルはまた光る石を集めに行こうとしましたが、なぜか扉が
開かず石を拾えませんでした。

　そこでヘンゼルは昼食として渡されたパンを千切って道標にしよう
とします。ところがパンはお腹を空かせた鳥たちが食べてしまったの
です。道標が無くなり道に迷った二人は真っ白な一羽の小鳥に導かれ
て進みました。するとそこで“お菓子の家”を発見します。お菓子で
お腹いっぱいになった二人はその家で眠ることもできました。しかし、
それは人食い魔女の罠だったのです。

　魔女はやせ過ぎて食べるところが少ないヘンゼルを「太らせてから
食べよう」と思い牢屋へ入れて食料を沢山与えました。グレーテルの
方は家事などをさせる召使いにしようと思い、たくさんの仕事を言い
つけましたが、グレーテルは泣くばかりです。ヘンゼルは与えられた
食料を食べて元気を回復しました。魔女は「そろそろ食べ頃に太った
かどうか」を確かめるために檻の隙間から指を出させます。ヘンゼル

は食べ残しの鳥の骨をさし出しますが、目の悪い魔女は「まだこんなにやせてるじゃないか、食べられないね」と騙されて、ヘンゼルは窮地を逃れます。なかなか太らないヘンゼルにしびれを切らした魔女は、「やせたままでも良いから煮物にして食べてしまおう」とグレーテルに命じて釜にお湯を沸かさせます。魔女はお腹が空き過ぎたので「ついでにグレーテルもかまどに放り込んで焼いて食べてしまおう」と考え、グレーテルにかまどの火の様子を見るように言います。しかし、それまで泣いてばかりだったグレーテルが機転を利かせ「かまどの火の見方がわからないのでお手本を見せてください」と言って魔女を誘いだし、かまどに押し込めることに成功します。

　ヘンゼルを助け出したグレーテルは、魔女の家にあった宝物を発見、これで家族が飢えずに済むと持ち帰ります。戻る途中に大きな川が行く手を遮り困り果てているところへ、大きな白い鴨が現われます。一人ずつ鴨に川を渡してもらった二人は父にあたたかく迎えられます。その頃、継母は他界していなくなっていました。親子三人は宝物を売ることで飢えることなく暮らしました。

● **思春期の"キャラ変"**

　この「ヘンゼルとグレーテル」のお話から私が連想させられるのは「賢くて、手のかからない良い子」の拒食症の子どもたちです。彼らは学業や運動、楽器の演奏などが優秀で、教師の評判も良い優等生で、友人からも信頼されています。発症前の適応状態としては「過剰適応型」と言われるもので、「やせ」を追及することにも全力で取り組む摂食障害の中核群と呼ばれるタイプです。精神病理の分類では「強迫群」にあたり、子どもの摂食障害の約半分を占めます。

　ヘンゼルとグレーテルの二人に分けて描かれている子どもは、思春

期前の男女が未分化な状態と言えます。思春期を迎えた子どもたちは
受験などの進路選択において、大人たちから「お菓子が欲しければ親
の望むような青年におなりなさい」と迫られます。しかし、"食物を
摂ることは魔女を喜ばせ、主体性なく大人に取り込まれること"になっ
てしまいます。そこで子どもは表立っての衝突や反抗を避け、やせた
身体を偽装して、意に沿いたいが身体がままならないという消極的な
抵抗に行きつきます。

　昼食用に渡されたパンを食べずに道に撒くという行為は、親の支配
権が及ばないどこかに居場所を求めて苦悩する様で、やっと見つけた
お菓子の家でも、食欲に従って「食べること」は親に「食べられるこ
と」であり、食べて独立したい衝動（精神分析では快楽原則）と良い子
だと褒めてもらいたいとしつけられた考え（精神分析では現実原則）と
いう二律背反の板挟み状態（アンビバレントな状態）に置かれます。

　賢く良い子のヘンゼルの部分は牢屋に封印し、気持ちを強く持った
グレーテルの部分は悲しみを足掛かりに自分のこころに目を凝らすこ
とで自立心が生まれ、キャラクターに成長・変化が起こります。そし
て最後には自由という宝を手にするのです。

　"大人の意に沿う良い子"を止めた後、家族の力関係が変化し、支
配を諦めた親は脅威ではなくなるというお話だと私は解釈します。

● **成長と変化による発展的解消**

　摂食障害とはこころの負担（不安、憂うつ）が、食事や体型に対す
るこだわった考え（強迫観念）にすり替えられ、その結果、食行動の
異常を引き起こす病気です。さらに厄介なことに、食行動の異常は身
体的な異常（高度のやせと命の危険）をもたらしてしまいます。内科医
や小児科医は「心理療法ができないため治療を引き受けにくい」と言

いますし、一方、精神科医も「死に至るほどのやせた状態では治療を引き受けにくい」と言います。

　治療は適切な食事を摂取し体重が正常化すれば完了するというものではありません。身体の治療だけをして命を生きながらえさせるだけでは精神的に生かすことにはなりません。こころの負担に対する本質的な解決には「決定における主体性の確立」や「オリジナルな自分らしさの模索」「家族との力関係の変化」「グループでの位置取り確保」などを要します。

　摂食障害は専門医の間でも治療技法が確立されている訳ではなく、重篤で再燃を繰り返すものがある一方で、軽度で一過性のものや、専門的な心理療法がなくても自己成長力により軽快するものもあります。つまり、身体的には同じような状況であっても、その人が抱える心理的な苦悩は千差万別なのです。

　私は、小中学生の摂食障害の診療に携わる中で、個々の心理的な課題の解決を前に進めることが何よりも大切であることを実感し、患者さんとご家族の面接を繰り返してきました。拒食であれ過食であれ、表面に出ている身体の状況や行動の症状が共通しているだけで、患者さんの心理的課題や家族関係に潜む軋轢はすべてのケースで異なります。よりよい状態に成長・変化するためには、まず病気の成り立ちを推論し見通しを立てる（心理アセスメントを立てる）ことが大切になります。そのためには詳細な症状経過、本人の心理検査や知能検査、妊娠前後からの生育歴、さらに、ご両親がどのような幼少期を送り、どのような出会いをし子どもを授かったか、に至るまで聴取しています。

● “偽りの崇高” と “真の課題”

　診療の経験から学び取ったことは、家族や治療者が“食行動の異常”

という偽装に惑わされないこと、患者さんは"すり替えられた崇高さ"の魅惑から離れて、真の心理的課題を探すこと、ご家族はすり替えられた食行動の異常に注目させられる愚を避け、患者さんとの新しい距離での関係を探すことでした。

　本書を手に取ってくださった方の中には、患者さんのご家族、患者さんご本人、患者さんの治療に携わる機会がある人が多いことでしょう。摂食障害は「食べる・食べない」の病気ではありません。治すべきは"食行動の異常"ではないのです。病気になる前のように出されたものをうのみにする良い子に戻しても、何度でも再発してしまうことが経験されるでしょう。"食行動の異常"という偽装に惑わされず、真の課題を探すことが、この病を治すことなのです。

　患者さんから教えられた多くのことを集めた本書が、患者さん、そのご家族、そして治療に携わる方々にとって、摂食障害という「迷宮」を出るきっかけとなることができれば幸いです。

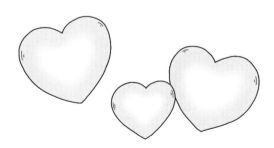

第1章

摂食障害とは

──食へのすり替え

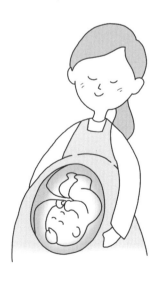

摂食障害とはこころの病気なのですか、身体の病気なのですか。

すり替えられた目的

 "こころの奥にある対処困難な行き詰まり"を、食や体型のこだわりにすり替え、食生活の異常と身体の不調を起こす病気です。

● 真の目的と偽りの目的

　摂食障害とは、意識できる考えや気持ちと意識できないこころの奥（無意識）、動物的本能、身体の状態、家族や社会との関係が複雑に作用しあって、食物摂取に関する行動の異常をもたらす病気です。どの要因が大きいかは患者さんや家庭により違うため、すべてに共通する原因を一言で示すことはできません。ただ、はっきり言えることは、患者さんのこころが"生き辛さ"を感じているということでしょう。現状の生き辛さをどうにか変えたい、誤解を恐れずに言えば、「摂食障害には原因があるのではなく、幼児期から続く現状を変えたいという目的があるのだ」と思えるのです（図1-1）。しかし、目的に沿った手段が見付けられずに"食行動の異常"という偽りの表現手段に行き着いてしまったのです。

　摂食障害から抜け出すためには、「食べる・食べない」という偽りの目的に惑わされずに、真の目的、つまり、こころの生き辛さを発掘し、その解決に取り組むことが大切です。特に子どもの場合は生き辛さや行き詰まり感を解いていくためには、感情の形成や人との関わり

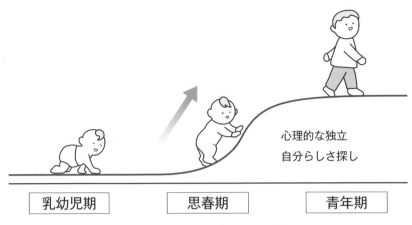

図1-1　発症の目的、イメージ図
発症の目的は心理的に独り立ちすること。思春期になると、安全なハイハイスタイルでは乗り超えられずに停滞する。そこで、直立二足歩行（主体的な生き方）へ変更する。

方の基礎となる乳幼児期からの体験を振り返り、新しい関係を模索することが大切です。過去は変えられませんが、思春期の性ホルモンの発動に触発される心身の変化に合わせて子どもが成長・変化していくことが"真の目的"なのです。"真の目的"が達成困難だからと、「達成手段がわかりやすい食べ方にこだわる」という"偽りの目的"にすり替えてしまうのが摂食障害なのです。

● 意識と無意識

"真の目的"に取り組むためには、過去の体験を見つめ直し、出来事の善悪や価値基準を捉え直す（体験と記憶の再構成をする）ことが有効で、そこにこころの奥に目を凝らす心理的な面接が役に立ちます。

人には自分でわかっている気持ちや考えの他に、こころの奥にある自分では気付くことができない"無意識"という部分があります。無意識にある不安や憂うつには本人すら気付けません。しかし、なんとなくうまくいっていない感覚、生き辛さや疲労感があるはずです。そ

れらを耐えしのぐために、"生き辛さ"を別の事にすり替え、熱中し没頭することで一時しのぎの気晴らしを見付けようとします。気持ちをスポーツやダンス、音楽、勉強など、努力することでもたらされる達成感に振り向けるのは良い方法です（心理学でいう"昇華"）。しかし、頑張ることで表彰や合格、学年上位の成績を上げてもなお、"生き辛さ"を覆い隠せないと、さらに頑張る目標を探すことになります。

● ダイエットという偽りの崇高さ

　周囲にやせたスタイルを称賛されている人がいたり、肥満をからかわれている人がいるなどを見聞きすると、「そうか、やせていることは価値が高いのだ」という価値観を取り入れます。しかも、「ダイエット（注1）は難しく、みんなが失敗しているらしい、それを達成できれば、私は素晴らしい高みに登ることができるのだ」という"偽りの崇高さ"に魅せられ、意図的なダイエットを始めるのです。目標に挫折した人も、それを達成してもなお行き詰まり感がなくならない人も、ダイエットという「偽りの目標」を手に入れ、そのために食べずに運動することにとりつかれるのです。努力の成果は毎日の体重測定により数値で確認できるため、入浴前の体重測定が次第にエスカレートして、1日に何度も体重測定するようになります。"こころの生き辛さ"は「太ってはならない」という考えにすり替えられ、自然に食べることができなくなるのです。

　患者さんの多くはモデルを目指している訳でも、好きな異性が痩身を好むと知ったからでもありません。そして拒食や偏食の結果、病的なやせに至ると、胃腸の動きも悪くなりさらに食欲がなくなります。そのため「食事を減らすことは最初辛かったが、途中で空腹感がなくなり辛くなくなった」と多くの患者さんは言います。空腹感に逆らっ

第1章　摂食障害とは──食へのすり替え

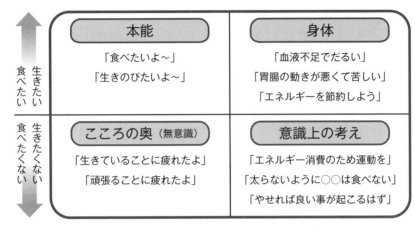

図1-2　拒食症の「食べたい」と「食べたくない」の関係

て我慢する必要がなくなると、体重減少は加速し、当初は"月"に1キロの減少だったとしても、最終的には"週"に1キロの減少となりかねません。身体的な飢餓状態の結果として異常な行動も引き起こされ、社会的な役割（登校や就労、家事）が果たせないという状態にも至ります。

　無意識レベルの"生き辛さ"は、生まれてからの親子関係、家族間の不協和音、友人関係、教師との関係、職場などの人間関係が多くを占めます。そして、思春期に至り親子の力関係の変化（主導権の委譲）が適切に進んでいるか、つまり、いろいろな選択場面で本人がどれだけ主体的に決定できているかが重要となります。親が示した道で成功を収めていることは真の達成感になりません。むしろ、自分で選んだ道で苦汁をなめる方が主体的に生きていることを確認し、「生きていこう」「食べていこう」となるのです（図1-2）。

注1　ダイエット　英語ではdiet。dietは古代ギリシア語に由来。「生活習慣」「生き方」等の意がある。このダイエットが、「食事を制限する」という意（「規定食」という）となるのは、最近の先進国での「美＝やせ」という考えが広まったことによる。

15

摂食障害にはどんな種類があるのですか。

病型分類

 拒食症、過食症の他にもいろいろな病型があり、小児ではやせ願望がない病型が多くみられます。小児の摂食障害は14種類に分類しています。

● 移り変わる診断基準

　摂食障害にはいわゆる"拒食症"や"過食症"以外にもいろいろな症状の型（病型分類）があります。以前は典型的ではない病型についての診療や研究が進んでおらず、ひとまとめにされて"他の摂食障害"とか"特定不能の摂食障害"などと分類されていました。

　世界保健機関（WHO）が作成した国際疾病分類第10版（ICD10、1990年採択）においては、第Ⅴ章の「精神および行動の障害」として主に精神疾患や精神遅滞がまとめられています。そこでは「F5：生理的障害及び身体的要因に関連した行動症候群」の中に「F50：摂食障害」として掲載されていますが、はっきり定義されていたのは神経性無食欲症、神経性大食症の2つのみで、残りは"非定型神経性無食欲症"とか"他の摂食障害"、"特定不能の摂食障害"などというあやふやな分類となっていました。

　アメリカ精神医学会が作成した精神障害の分類基準である「精神疾患の診断・統計マニュアル第4版（DSM-Ⅳ）」(1994年作成）では、摂食障害として神経性無食欲症（制限型)、神経性無食欲症（むちゃ食い

／排出型）、神経性大食症、特定不能の摂食障害のわずか4つにしか分類されていませんでした。国際的な分類で最新のものは、同じく米国精神医学会が大改訂して作成した「精神疾患の診断・統計マニュアル第5版（DSM-5）」（2013年作成）です。DSM-5では10章の「食行動障害および摂食障害群」に摂食障害関連の疾患として8つに細分類されていますが、それでもなお多様な小児の摂食障害の病型分類としては不十分です。

● 小児の摂食障害

　イギリスのロンドン州立の小児専門病院にあるグレート・オーモンド・ストリート・ホスピタル（Great Ormond Street Hospital）のラスク（Lask）らは小児の摂食障害について9つに分類したGreat Ormond Street Criteria（GOSC）を提案しました（表1-1）。子どもの摂食障害では「やせたい訳ではないが何故か食べる気にならない」という「食物回避性情緒障害」が約三分の一を占めます。また、極端な偏食をする「選択摂食」、嘔吐するのが恐くて食べられない「嘔吐恐怖症」などもここに分類記載されています。

　さらに、日本小児心身医学会の「摂食障害ワーキンググループ」では上記のGOSCとアメリカ精神医学会の作成した診断分類基準であるDSM-5を合わせたものに、機能性嘔吐症（心因性嘔吐）を追加した14種類に分類しています。

● 摂食障害と脳障害による摂食・嚥下障害

　表1-2に示した14種類はこころの生き辛さから、「身体的には食べられるのに食べない」精神的な摂食障害であり、厚生労働省では「中枢性摂食異常症」と呼んでいます。一方、脳出血や脳腫瘍など脳障害

表1－1　Great Ormond Street Criteria（GOSC）

	病型分類	体型に関する病的なこだわり	体重	特徴
1	神経性食欲不振症	あり	減少	いわゆる "拒食症"。
2	神経性過食症		普通～肥満	いわゆる "過食症"。
3	食物回避性情緒障害	なし	減少	やせ願望はないのに、食べたくない。
4	選択摂食		やや減少	高度の偏食、低身長。
5	機能性嚥下障害		やや減少	嘔吐恐怖や窒息恐怖。
6	広汎性拒絶症候群		減少	歩行や会話も拒否。
7	制限摂食		やや減少	何でも食べるが少量。
8	食物拒否		やや減少	特定の状況でのみ食べない。
9	うつによる食欲不振		減少	うつ、うつ状態の診断可能。

表1－2　日本小児心身医学会の「摂食障害ワーキンググループ」による分類

	診断分類		診断分類
1	神経性やせ症（制限型）	8	神経性過食症
2	神経性やせ症（過食・排出型）	9	過食性障害（むちゃ食い障害）
3	食物回避性情緒障害	10	異食症
4	うつ状態による食欲低下	11	選択的摂食
5	機能性嚥下障害（嘔吐恐怖）	12	制限摂食（哺育障害を含む）
6	機能性嘔吐症（心因性嘔吐）	13	食物拒否
7	反芻性障害	14	広汎性拒絶症候群

のために、「食べたくてもむせ返って上手に飲み込むことができない」
（食べ物が気管や肺に入ってしまう）という身体的な状態を「摂食・嚥下
障害」と言います。

第1章　摂食障害とは──食へのすり替え

摂食障害の患者は増えていると聞きました。
日本にはどのぐらいの患者がいますか。

患者統計と疫学①

2014年に病院を受診した拒食症患者は12,674人、摂食障害全体では24,508人でした。受診を拒否する人もいるので、実際はもっと多いでしょう。

● 摂食障害の多様化

　1970年代には摂食障害といえばいわゆる"拒食症"を意味しました。これは最新の分類では「神経性やせ症」の「制限型」と言われるタイプでした。"拒食症"とは文字通り食べることを拒否しているという意味です。1970年代には欧米から"やせを美徳とみなす文化"が流入し、日本でも1980年代には痩身のアイドルが人気を集めるようになり、女性のほとんどがやせている方が良いと思うようになりました。

　1980年代になると"食べない拒食症"から"食べて吐く拒食症"、現在では「神経性やせ症」の「過食・排出型」というタイプが多くみられるようになりました。さらに、ほとんど食事量を制限しないので体型は普通ですが、大量に食べた後で自己誘発嘔吐や下剤の乱用をする"過食症"（神経性過食症）が増加しています。

　2010年頃まで、摂食障害は拒食症、過食症以外のものは"その他の摂食障害"としてひとまとめにされていました。しかし、小児や思春期に発症する摂食障害の約半分は「やせ願望がないのに食事を食べるのを避ける」タイプが多かったので、それを踏まえて2013年の診断分

19

類（DSM-5）では、「回避・制限性食物摂取症」という診断名が加えられ、摂食障害＝拒食症ではなくなってきています。

● 患者数の推移

　欧米での摂食障害の増加は1970年代から始まり、1990年代にはピークに達しています。日本では1980年代から増加し2000年には欧米並みとなり、摂食障害患者数の年間推計値（年間有病率）は、拒食症が人口10万人当たり10.1人、過食症が人口10万人当たり5.1人、特定不能の摂食障害が人口10万人当たり3.4人です。これは1980年から比べて拒食症は約5倍増加、摂食障害は約10倍に増加しています。

　厚生省（現在は厚生労働省）の摂食障害研究班が"ベッド数200床以上の病院を受診した摂食障害患者数"を調査した結果、図1－3のように1980年の拒食症患者は2,900人でした（なお、当時は過食症が認知されておらず、調査されていません）。しかし、1998年には拒食症が12,500人と4倍に増加、過食症が6,500人、その他の摂食障害が4,200人となっています。最新の調査は2014年に行われ、拒食症が12,674人、過食症が4,612人、その他の摂食障害が約7,222人、全体では24,508人でした。

　一見すると、ここ15年間はあまり増えていないようにみえます。しかし、摂食障害の患者さんは受診を勧められても拒否することが多く、病院を受診した患者さんの調査だけでは実態とは異なるため、実際はもっと増えていると推定されます。特に過食・嘔吐タイプの人は標準体型であるため、周囲の家族ですら病気に気付いていません。

　鹿児島県で行われた調査では女性人口10万人あたりの患者数が、1992年は4.8人だったのに1997年には16.2人と5年間で3倍以上も増加しており、増加したのは主に過食症だと報告されています。

　2002年に行われた厚生労働科学研究において、高校3年生（全国13

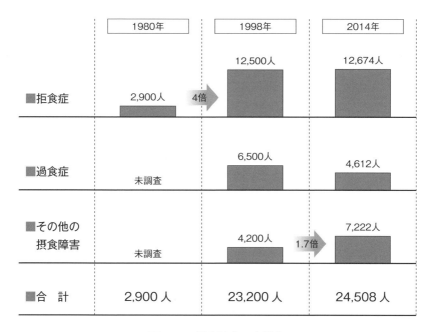

図1−3 摂食障害の多様化

「摂食障害」の1980年から2014年にかけての推移。1990年代後半の「拒食症」の増加に比べると、現在は「その他の摂食障害」すなわち「特定不能の摂食障害」が増加している傾向にある。障害の多様化がみえる。

高校、1130名）の成長曲線と養護教諭の聞き取り調査から推定される高校3年生女子の神経性やせ症の有病率は2.3パーセントなのに、医療機関を受診していたのはわずか0.6パーセントで、四分の三が受診していないという実態を示しました。また、大都市近郊では増加傾向、低年齢化の傾向がみられました。

摂食障害は女性に多い病気ですか。
また、発病しやすい年齢はあるのですか。

患者統計と疫学②

 以前は女性に多い病気でしたが、最近は男性にも増えてきました。拒食症は10代、過食症は20代に始まることが多いようです。

● 男性にも増加

　1980年代には摂食障害といえば拒食症であり、男女比は1対20で圧倒的に女子に多くみられました。先進国の文化においてやせていることが称賛されるのは女性であり、男性では筋骨隆々でたくましいことに価値があると思われてきたためです。しかし、最近は男性例の増加がみられており、その内訳として拒食症以外の病型（嘔吐恐怖症など）が増えています。華奢な男性アイドルの人気や健康ブームから、男性にもある程度食べながらストイックにジムに通う拒食症も散見されます。また、第2章で詳しく述べますが、男性の摂食障害には抑うつや発達障害が多くみられます。

● 別名"思春期やせ症"

　拒食症は1980年代には"思春期やせ症"と呼ばれていたように、10代に多く発症します。私の経験では拒食症は中学生に初発することが多いようです。最近では都市部を中心として低年齢化が進み小学4年生頃からみられるようになりました。思春期に始まりやすい理由とし

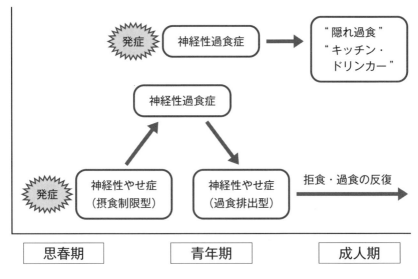

図1−4　年齢と病型の推移

て女性の場合、初潮（初めての月経）の2年前ぐらいから女性ホルモンが増加し、身体が丸みを帯びてきます。それでダイエットを意識しやすいこと、女性ホルモンによる脳神経の信号を組み替える作用のため心理的な変化がもたらされること、同世代のグループでの位置取りに悩む時期に重なること、受験など進路選択で周囲に評価される場面が増えることなどが関係します。

　一方、拒食症を経ずに最初から過食症で発症するのは大学生以上、主に20代に多いようです。主婦の中には家族も知らない間に過食・嘔吐を繰り返している人が潜在するようで、その場合は昼間から台所で飲酒する"キッチン・ドリンカー"の合併もあります（図1−4）。

　また、幼児期から発症する「異食症」や「選択摂食」なども摂食障害の一種です。

摂食障害は昔からある病気ですか。
また、先進国に特有の病気ですか。

摂食障害の歴史

 紀元前の昔から稀にあった病気ですが、1970年代に痩身モデルの人気に影響されて増加し、有名歌手の死を契機に知られるようになりました。

● 古代エジプトから

　古くは紀元前のエジプト文明の記録に拒食症と思われる症例の記載があります。また、中世ヨーロッパのカトリック教会において清貧な修道院生活を送る中で激やせしたシスター261人の記録があります。

　医学的な記録としては1689年に医師リチャード・モートン（注1）が「皮膚をまとっただけの骸骨」と病状を表現し"Nervous Atrophy"「神経性消耗病」として報告したのが最初となります。そこにモートンは「薬物療法や転地療法でも効果がなかった」と書いています。日本でも江戸時代の漢方医、香川修徳が1788年に書いた『一本堂行余医言』に「不食（病）」として摂食障害と思われる記載があります。そこでも「強いて治さざるをもってすなわち真の治法となす」とあるように、食べさせようとしてもうまくいかず、好きなものを少しずつ与えるしかない治療困難な病気と考えられていたようです。

　1874年にイギリスの医師ウィリアム・ガルが拒食症を「Anorexia Nervosa（AN／アノレキシア・ネルボーザ）」（神経性食思不振症）と命名しました。そこには人間関係の皺寄せで食事が摂れなくなったと推

論されています。その治療として「家庭から隔離し、看護師が献身的に２時間ごとに食事介助をすることで回復した」とあります。

● 理想体型の変遷

しかしながら、昔は今ほど患者数が多くなかったようです。食糧が十分ではない昔や、現代でも発展途上国ではやせている人がほとんどで、スリムさに特別の価値はありません。やせて月経が止まると子どもを産めない、農作業なども十分にできないので結婚相手が見付かりにくいと思われたのでしょう。逆に胸やお尻が大きい女性はたくさん子どもを産めそうだと人気があったと想像されます。日本でも"平安時代の美人"といえばぽっちゃりとした丸顔でした。昔はやせ過ぎているのは貧乏を連想させ恥ずかしいことでした。昭和40年代には、やせていると「あの家は何を食べさせているのだ」と思われて、「恰好が悪いからもっと食べなさい」と言われたものです。先進国でもマリリン・モンローのようなグラマラスな女性が好まれていました。

1960年代にイギリス出身の痩身モデルが「ツイッギー（小枝のような細さ）」という愛称で親しまれ、1976年ロンドンで行われた人気アンケートで華奢な体型で「妖精」と呼ばれたツイッギーが首位となりました。それ以来、「やせていることは清貧で知的に優れているイメージ」となり、女性の理想像は"グラマラス"から"スリム"に移りました。

1970年代からヨーロッパやアメリカで拒食症は増加し、有名歌手のカレン・カーペンターが拒食症により32歳で死亡したことでメディアに取り上げられるようになりました。

注１　リチャード・モートン（Richard Morton：1637～1698）
　　　イギリスの医師。２人の症例について、やせの原因は「悲しみと心配事」による精神疾患だと報告した。

摂食障害は再発を繰り返す病気と聞きました。将来、どうなるのでしょうか。

摂食障害の予後

成人の場合は半分以上が軽快・再発を繰り返し、死亡率も10パーセント前後です。しかし子どもの場合は治る可能性が高いので家族全員で治療に当たりましょう。

● **命に関わる病**

　小中学生で発症した摂食障害は腰を据えて年単位の心理療法と家族関係を変更することで治る可能性があります。しかし、単に"食べるようになって体重が回復した時点"で治療を中断すると再発の可能性が高くなります。例えるならば、白血病（注1）の貧血に対して輸血して体力が回復したので治療終了とするようなものです。子どもにおいて標準的な悪性度の白血病が90パーセント治る時代にあって、摂食障害の死亡率はそれと同程度なのです。白血病と同じく数年間の家族の時間と治療費を費やしてこそ、再発しない状態になることを肝に銘じて治療に臨んでほしいと思います。

　成人の摂食障害は慢性的に拒食と過食を反復し、軽快と再発を繰り返す病気です。2004年の中井義勝氏らによる最新の転帰調査（注2）では、504例の初診後4年から15年後の状態として、回復47パーセント、部分回復10パーセント、摂食障害のまま37パーセント、死亡7パーセントでした。死亡理由として、拒食症では入院初期の心不全や多臓器不全が多く、過食症では胃破裂や自殺が多いとのことです。成人の患

第1章　摂食障害とは——食へのすり替え

者を長年診療してきた医師らは経験的に「患者の三分の一が治り、三分の一が現状維持、そして三分の一が悪化する」と言います。悪化というのは、食べないだけの拒食症である"摂食制限型"から一時的に過食症を経て、食べ吐きする拒食症である"過食・排出型"に移行していくということです。過食・排出型では過食後に嘔吐したり、下剤を50錠も一気に飲んだり、さらにはイライラして暴れ、家族に暴力を振るうなどということが起こります。

● 世代を超えた影響

　"過食・排出型"では過食・嘔吐の調整のために1か月程度の入院をしたり、一転して拒食状態となり命が危険になると3か月入院したりという形で入退院を繰り返します。その結果、発病後の人生の三分の一を病院で過ごし、家にいる間もニート状態で食事のことだけを考えて生きていくというもったいない一生になってしまいます。

　一方で回復した方は、家族以外の人と良い対人関係を持つことができるようになり結婚もされます。さらに20年前では考えられなかったことですが、最近は元拒食症の人でも無事に出産しています。

　しかし、元拒食症のために不妊症で悩まれている方もいるようです。さらには、子育ての経過中に自身と親との未解決な問題がぶり返して過食症を再発した方や、親子2代で摂食障害という方がいるのも事実です。体重回復だけを治療目標にせず、心理的な課題の治療を数年かけてじっくりやる必要性を再確認させられます。

注1　白血病　本来は身体を守るはずの白血球が癌化し、働かない白血球が増え、貧血と出血症状が起こる疾患
注2　転帰調査　「転帰」とは病気が一定期間を経て行きついた結果をいう。転帰の種類として、治癒、軽快、寛解、不変、増悪、死亡などがある。

27

コラム 日本人の平均寿命

　身体的に栄養不良が長期化すると、女性ホルモンが出ないために肌がシワシワになり、髪も減っていき、骨も脆くなる、端的に言えば"早く老化する"のです。実際に病気を10年以上患った30代の患者さんの外見はどう見ても80歳のおばあさんで、座る体力すらなく、40代で老衰で亡くなってしまいました。老衰というのは肺炎や癌、心臓病、脳出血などではなく、寿命で亡くなるということです。

　織田信長が本能寺の変で最後に舞ったとされる幸若舞「敦盛」に、「人間五十年、化天のうちを比ぶれば、夢幻の如くなり」とあります。化天の寿命は八千年だが、人間の寿命などあっという間なので生きることに執着するまでもないということでしょう。実際の戦国時代の平均寿命は40歳以下で、天候不良や戦乱で食糧が少ないため、低栄養で育った人々は身長も低く、老化も早く、病気の抵抗力も弱かったのでしょう。例外的に栄養状態の良かった武将や豪商の中には60歳以上生きた人もいたようです。明治時代ですら平均寿命は47歳であり、戦後の昭和40年頃で60歳、医学も健康教育も進んだ現在、男性80歳、女性85歳となっています。

　昔はやせが平均寿命を引き下げていましたが、今では肥満による糖尿病、高脂血症に伴う脳梗塞・心筋梗塞が死因の多くを占めているのは皮肉なことです。

第1章　摂食障害とは——食へのすり替え

 やせているか、太っているかを評価する基準にはどのようなものがあるのですか。

BMIと「％標準体重」・肥満度

 成人のやせの評価は、BMIと平田法による「％標準体重」を用います。小児では児童生徒の実測値から導いた村田式や伊藤式による「％標準体重」を用います。

● ボディマス指数（BMI）

BMIは1835年にベルギーの統計学者、アドルフ・ケトレーが人の身長に対する適正体重と実際体重を比較するBMI（ボディマス・インデックス）を提案したものです。身長（メートル換算）と体重（キログラム換算）の2つだけで計算できる目安の値で、高校生以上で有効です（表1－3）。

表1－3　BMI数値と肥満度

BMI	体型
25以上	肥満
18.5〜25未満（平均21）	普通体重
18.5未満	低体重

BMI（Body Mass Index）＝ 体重（kg）÷身長（m）÷身長（m）
低体重　＜18.5　　普通体重　　25＜　肥満

BMIの欠点として身長が低い小中学生では値が小さくなり過ぎてしまうことがあります。標準の平均値は、8歳以下まではBMI 15〜16、10歳ではBMI 17、12歳ではBMI 18、14歳ではBMI 20、16歳以上は成人と同じくBMI 21となります。そのため、小中学校の健康管理（学校の保健室）ではローレル指数（成人のBMIに対して、児童を対象にした指数）を用います。

表1－4　拒食症に関する体重基準の推移

1990年	世界保健機関（WHO） 国際疾病分類第10版（ICD-10）	標準体重の－15％以下、または、BMIが17.5以下。
1990年	厚生省の調査研究班 神経性食思不振症調査研究班の診断基準	標準体重の－20％以上のやせ。
1994年	アメリカ精神医学会 DSM－Ⅳ	正常体重の85％以下の体重減少。
2013年	アメリカ精神医学会 DSM－5	（体重基準は設けず）

表1－5　成人の標準体重：平田法

身長160cm以上の場合	［身長（cm）－100］×0.9
身長150cm～160cmの場合	［身長（cm）－150］×0.4＋50
身長150cm以下の場合	身長（cm）－100

● 大人の標準体重

　以前は拒食症の診断基準として、「標準体重からどれだけやせているか」が用いられていました。しかし、治療により体重が診断基準をはずれたとしても特徴的な精神症状や行動は残るため、2013年に作成された新しい診断基準（DSM-5）では体重の基準は廃止されました。しかし、現在でも重症度の評価や治療経過の判定のために標準体重は重要な目安です（表1－4）。

　日本人の体形を考慮した標準体重の簡易算定式として、平田法が一般的に用いられていています（表1－5）。

● 小児の標準体重

　標準体重の計算法（村田式と伊藤式）

第1章　摂食障害とは——食へのすり替え

表1-6　小児の標準体重：村田式

年齢	男子	女子
9歳	0.687×身長−61.390 （cm）	0.652×身長−56.992 （cm）
10歳	0.752×身長−70.461	0.730×身長−68.091
11歳	0.782×身長−75.106	0.803×身長−78.846
12歳	0.783×身長−75.642	0.796×身長−76.934
13歳	0.815×身長−81.348	0.655×身長−54.234
14歳	0.832×身長−83.695	0.594×身長−43.264
15歳	0.766×身長−70.989	0.560×身長−37.002

　小児の体格（身長・体重）は、人種別、国別（文化の差や国の貧富の差）、男女別、年齢別に標準値が違います。日本人の小児では、2000年度に厚生労働省の乳幼児身体発育調査報告書（0歳〜6歳）、および、文部科学省の学校保健統計報告書（6歳〜17歳）で発表された身体測定値データ（以下、2000年度データ）から算出した値を標準値としています。

　日本では戦後に栄養状態が改善し、成人の身長が伸びましたが、1990年以降は横ばいとなっています。したがって、2018年になった現在でも「2000年度データ」が標準値として有効とされています。この2000年度データを元に、小児の標準体重の計算式として、小児科でよく使われる村田式を表1-6に示します。

● 「パーセント標準体重」と肥満度

　「パーセント標準体重」とは標準体重の何パーセントに当たるかを

示し（以下「％標準体重」と表記）、肥満度は標準体重を100パーセント
として何パーセントの増減かを表わします。以下の式により計算しま
す。

$$％標準体重(\%) = \frac{(実際の体重 - 標準体重) \times 100}{標準体重}$$

$$肥満度(\%) = 100 - (％標準体重)$$

● 栄養状態の評価

　年齢、性別と身長に応じた標準体重に対しての割合である「％標準
体重」は80〜120パーセントが健康な体重（標準の範囲）となります。
また極めて稀ですが、やせ型の家系の場合、75パーセントでも定期的
に月経がある人なら、出産も可能です。80パーセント以上あった体重
が減ってきた場合は75パーセント以下で病院を受診し、65パーセント
以下では入院となることが多いようです（表1 - 7）。

● やせの程度と活動制限

　思春期の患者さんではやせの程度により、学業や部活動に制限が必
要となります。実際には患者さんは体重減少を親や学校に隠している
ことが多く、学校健診で養護教諭が発見することが多くあります。毎
年の健診で体重がわずかでも増えてはいても、身長の増加が大きい場
合はやせが進んでいると判断するべきです。そのためには第5章Q13
の"身長・体重曲線"に毎年の身長と体重を書き入れて、身長が伸び
ている割に体重はわずかしか増えていない場合は医療機関で身体疾患
の検査と意図的なダイエットの有無を確認してください。

第1章　摂食障害とは――食へのすり替え

表1-7　栄養状態の評価

やせの重症度	％標準体重	入院の必要性
軽症	75％以上	急激な減少では入院を検討。
中等症	65％以上、75％未満	
重症	55％以上、65％未満	早期の入院が必要。
超重症	55％未満	緊急入院が必要。

表1-8　やせの程度による身体状況と活動制限の目安

％標準体重	身体状況	活動制限
75％以上	通常の日常生活は可能。	就学・就労の許可。
70～75％	軽い運動の日常生活は可能。	制限つき就学・就労の許可。
65～70％	軽い運動の日常生活にも支障がある。	自宅療養が望ましい。
55～65％	最低限の日常生活にも支障がある。	入院による栄養療法が適切。
55％未満	内科的合併症の頻度が高い。	入院による栄養療法の絶対適応。

『神経性食欲不振症のためのプライマリィケア・ガイドライン2007』より改変引用。

　「％標準体重」が75パーセント以下では表1-8に沿った活動制限が必要となります。しかし、学校での体育や部活動を禁止しても、意図的なダイエットをしている人では登校する時たくさんの教科書を入れて走る人や、散歩に行くと言って近所を走る人がいるので学校での制限は効果が乏しいかもしれません。1人で走って転倒したり事故に遭う方が心配なので、私は経験上、学校の理解を得た上で制限はあまり行わないようにしています。

33

やせている芸能人にあこがれます。
どうすれば綺麗にやせられるのですか。

ダイエットと摂食障害の境界線

 芸能人がやせていても肌がきれいで、激しく踊っても息切れしないのは、医師や栄養士の指導を受け、食べながら、ジムやエステにお金をかけているからです。

● ダイエットへの投資

　女性の中にはスリムな体型の芸能人に憧れて、その人を目標にする人がいます。やせたモデルやタレントの中で最もやせている方々は公表されたプロフィールにおいて、身長は160センチ前後にもかかわらず、体重は38〜39キロしかなく、BMIを計算すると14.5で、BMI正常下限の18.5を大きく下回っています。

　一般人のBMIはほとんどが18.5〜24の範囲ですが、女性芸能人はほとんどがBMIは17〜19のようです。やせたモデルさんは確かにどんな洋服でも似合いますが、半袖から出ている腕や水着姿を見ると「大丈夫？」と心配するほどで、ネット上では「拒食症ではないか？」という憶測も飛び交います。芸能人がやせていても肌がきれいなのは、芸能事務所がタレントを商品として、その体形に磨きをかけるために、お金と時間を費やしているからです。月経が止まらないのは、身体管理をしているからだと推定されます。つまり、専属の栄養士の管理の下で適量の食事と高額なサプリメントを摂り、トレーニングジムで専属トレーナーの指導に従って運動をし、ダンスレッスンやボイスト

レーニング、さらには高級エステ、1本数万円もする美肌クリームなど、ざっと計算しても1か月に100万円以上もかけていると思われます。それらに費やす時間も毎日4、5時間なので、売れっ子アイドルになったら高校は単位制や通信制高校に転校するしかありません。

またスリムなタレントはあくまで女性の憧れではありますが、男性に人気があるタレントが必ずしもスリムという訳ではありません。男性に人気のグラビアアイドルのHさんはオフィシャルブログで168センチ、54キロ、スリーサイズは89-62-88、バストはGカップと公表していて、BMIは19.8となります。また、彼女はNHKスペシャル「人体 神秘の巨大ネットワーク」に出演した際にMRI装置による全身スキャンを受けましたが、組織別の重さが、筋肉21キロ、脂肪18キロでした。しかし、これは意図的にダイエットをすれば脂肪だけを18キロに減らせるという意味ではありません。筋肉と脂肪は並行して同じぐらいの量が減っていきます。手足以外に胃腸や心臓、血管、気管なども筋肉です。

脳神経をサポートしているグリア細胞や末梢神経をサポートしているシュワン細胞はともに脂肪細胞の一種です。また細胞内にあるリン脂質は電気信号を安全かつ迅速に伝えるための絶縁体で、銅線の周りのビニールのようなものです。そのため脂肪を0キロにしたくても、その前に動けなくなり、死んでしまいます。

一般女性の中には整形手術で胸を大きくする手術（豊胸手術）に何十万円も払う方もいます。誰でも体型のどこかにコンプレックスを感じていて、それが"ぽっちゃり"だったり"ぺちゃぱい"だったり、目・鼻・顎など顔の形だったり、歯並びだったりする訳です。そのどれにもそれなりのお金はかかります。

芸能人がトレーニングジムを利用した場合の「ビフォー・アフター」

をターンテーブルで回転させて見せるテレビCMがあります。マンツーマンのプライベートジムで、専属トレーナーや栄養士から食べた分に応じてトレーニングマシンで運動量が指示されます。基本コースでも2か月間（20回）で35万円、集中コースは4か月で100万円、さらに特性プロテインは月7万円も必要のようです。また、有名店のブライダルエステ（結婚式直前に行う顔とボディのオイルトリートメント）などは3か月間、20回で20万円とやはり高額です。仕事で成功して高収入で、毎週ジムに通う時間があるような人にはいいのですが、普通の社会人ではダイエットやエステに毎月20万も払えません。つまり健康的なダイエットにはお金がかかるものなのです。

● **お金のかからないダイエット**

　一方、「食べないダイエット」はお金も時間もかかりません。芸能事務所の援助がないタレントの卵は食べないダイエットをするしかありません。しかし、栄養不足では皮膚が新生されないために浅黒くシワシワでカサカサとなり、目はくぼんでクマができやすく、顔や足は浮腫んでいるという具合になります。「不健康なやせ」は美しさとは程遠く、とてもテレビ画面や写真集で披露できるものではありません。髪もパサパサで枝毛だらけで、数年後には頭髪が薄くなってしまいます。

　お金のかからない「食べない」ダイエットは、後でお金がかかります。また部活動やダンスレッスンなどが続けられなくなるという損失の他、入院に至ると医療費は1か月で100万円弱かかります。国民皆保険の制度で3割負担としても月30万円、見舞いに通う家族の交通費なども加えると、ジムやエステに払うお金よりも高くなってしまいます。そうまでしてもダイエットをしたい理由は第2章で述べます。

第1章　摂食障害とは――食へのすり替え

 ヒトは何日ぐらい食べないと命が危険になるのですか。水も飲まない場合は。

飢餓状態の生存限界

 食べなくても水さえ飲めば脂肪の蓄えで1か月間は生きられます。しかし、水も飲まなければ3日から1週間で命の危険があります。

● 水分の摂取

　人間の身体は半分以上が水でできています。体重に占める水の割合は、胎児では90パーセント、赤ちゃんは75パーセント、子どもは70パーセント、成人は60パーセント、老人は50パーセントとなります。つまり、成長するにつれて水分の割合が減り"肌のみずみずしさ"が失われていくのです。1日に必要な水分の最低量は成人で2リットル、子どもで1.5リットルです。液体として飲む以外に食事にも水分が含まれているため、実際は2リットルすべてを液体で飲んでいる訳ではありません。また、水分摂取が少なくなると、自動的に腎臓は尿を濃く少なくして、水分を保持しようとします。

● 急性の脱水

　急性の脱水には熱中症や嘔吐・下痢を起こす胃腸炎があります。胃腸炎では食事と同時に唾液や胃液も吐いてしまい、吐かずに済んだ食品の水分や栄養も腸で吸収されることなく栄養豊富な下痢として食後3時間から5時間で排泄されてしまいます。小児の急性脱水の重症度

表1−9　急性脱水の重症度評価と治療

		軽度	中等度	重度
体重減少の割合		5%未満	5〜10%	10%以上
普段の体重	20kgなら	1kg未満の減少	1〜2kgの減少	2kg以上の減少
	30kgなら	1.5kg未満の減少	1.5〜3kgの減少	3kg以上の減少
	40kgなら	2kg未満の減少	2〜4kgの減少	4kg以上の減少
尿量		やや減少	濃縮し減少	尿が出ない
皮膚		乾燥		皮膚の張りが低下
眼		涙は出る	眼が凹む	涙が出ない
爪を抑えた時の血流再開		迅速	2〜3秒	3秒以上
意識障害		正常	うつらうつら	けいれん
心臓の脈拍		やや速い	速くなる	血圧低下
治療		経口補水液	点滴1本	入院し持続点滴

　と症状、治療について表1−9に示します。重度の急性脱水の場合は最初の24時間で脱水量の半分を補うように点滴を行います。これは急に水分を入れると脳が水で膨らんで障害を起こす可能性があるからです。

● 慢性の脱水と慢性的な栄養不足

　慢性の脱水を起こすのは拒食症の他、食事を少ししか与えられない虐待児（ネグレクト）や閉じ込められる事故、遭難、断食修行などで徐々にやせていく場合があります。食事摂取が減少すると、身体の代謝をコントロールしている甲状腺の機能が低下し、体温低下や心拍数低下、細胞1個あたりの新陳代謝の低下、細胞分裂の速度低下など、身体機能は節約モード（low T_3症候群）となります。身体が節約モードに移

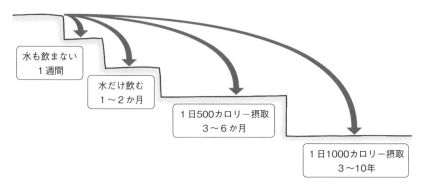

図1-5　食べない時の命の限界

行すると、最初は1週間に1.5キロの体重減少だったのが、途中から1週間で1キロ程度に抑えられます。そのため、徐々に食事を減らしていくとかなりの低体重でも生きていられますが、急に食べなくなると1、2か月で、また水分を1滴も飲まないと1週間以内に命が危険となってしまいます（図1-5）。

比叡山の荒行「千日回峰行」で、1000日をかけて約4万キロ（地球一周分）を歩く途中の700日目から行われる断食修行を「堂入りの行」と言います。これは御堂に9日間こもり、断食、断水、不眠、不臥（横にならない）の状態で不動明王の真言を10万回称え続ける行です。過度な運動や断食などの生命危機のギリギリ手前まで肉体に苦痛を与えることにより脳内麻薬が分泌され、"悟りの境地"に至ると推定されます。炭鉱の事故で閉じ込められた鉱夫は、わずかな食料と水分だけで1か月間生き延び、救出された時には拒食症と同じような身体状況になっていました。

不幸にして亡くなられた例として、2017年に大阪で33歳女性の遺体が見つかった事件があります。10代で精神疾患を患った娘さんを両親

表1-10　やせの入院基準

やせの重症度	体重と体重減少速度による入院基準
軽症	標準体重の75%以上だが、直近の8週間に8kgの体重減少。
中等症	標準体重の65%以上75%未満、かつ、直近の4週間に4kgの体重減少。
重症	標準体重の55%以上65%未満の場合、早期の入院が必要。
超重症	標準体重の55%未満の場合は緊急入院が必要。
上記の体重以外に、肝機能や筋崩壊の程度、低血糖、意識障害、歩行困難、強い倦怠感などがあれば入院の適応となる。	

『小児心身医学会ガイドライン2015年版』を改変引用。

が10年以上プレハブに監禁し、結局娘さんは凍死しました。発見時は
145センチ、19キロと高度のやせ状態、標準体重の半分以下でした。
　急激な体重減少では命は長くもちませんが、食べながら何年もかけ
てゆっくりとやせる場合、脂肪、次いで筋肉、さらに骨の重さが減り
ますが、50パーセント以下の体重でも寝たきりなら生きることは可能
なのです。つまり拒食症において、身体的な限界で入院が必要となる
体重は減少の速度によっても変わるのです。例えて言うなら、崖から
飛ぶ時、裸で飛ぶ場合（水も飲まない場合）は崖の途中に激突してしま
いますが、ハンググライダー（水だけは飲む）ならゆるやかに降下し、
激突する地面（危険体重）も低くなるという感じです。

● 入院基準
　やせた人の入院基準は「ある時の体重」だけではなく、体重減少の
速度によって異なります。表1-10に「体重と体重減少速度」を考慮
した入院の基準を示します。標準体重が70パーセント以下の人はいざ
という時のために入院が可能な病院に通院することをお勧めします。

40

第1章　摂食障害とは——食へのすり替え

ＴＶ番組の大食い選手権で優勝する人たちは太ってはいません。食べても太らない体質なのでしょうか。

「やせの大食い」の秘密

速くたくさん食べられるのは胃袋が巨大に伸ばされているからです。太らない理由は「試合後に嘔吐する」、「消化吸収できない病気」のどちらかです。

● フードファイターは太らない？

　摂食障害の人が大好きなＴＶ番組は「料理番組」の次に「大食い選手権」です。フードファイターは食物を口に入れるとほとんど噛まずに飲み込んでいます。たとえば30分で回転寿司70皿、45分でカレーライス25杯（重量にして7キロ）などをたいらげます。身体の大きなアスリートの男性が苦しそうにしているのに、華奢な女性が悠々と食べて勝つ場面にはスカッとします。しかし、どうして太らないのでしょうか？　食べても太らない体質なのでしょうか？

　成人の消化管は口から肛門まで約8メートルあり、食べてから便として出るまで1日から3日かかると言われています。喉から胃までの通路である食道は約25センチですが、通過時間は10秒以内であっという間に胃に入ります。

　胃の容量は空腹時で100ミリリットルですが、飲食により満腹時で1.5リットルまで膨らみます。胃での消化時間は飲み物や果物、野菜類は30分程度と早く、肉類やてんぷらなどは3時間から4時間かかります。平均すると食物が胃に滞留する時間は2時間から4時間です。

41

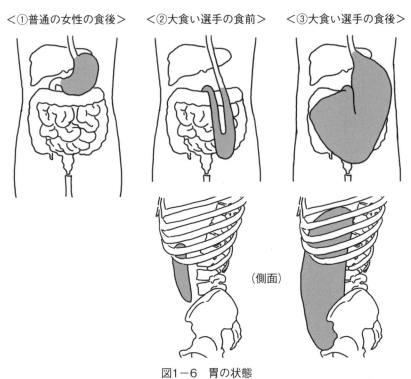

図1-6　胃の状態
普通の女性の食後の胃①（正面）と、大食いの女性の食前②・食後の胃③（正面と側面）。

つまり大食い選手が1時間で食べた食物はすべて胃に溜まっているのです。胃では消化酵素と胃酸（薄い塩酸）により消化されドロドロの粥状になっています。

　ある程度消化が進むと胃の出口である幽門が開いて、少しずつ十二指腸・小腸へ送られていきます。十二指腸と小腸は合わせて約6メートルあり、ここでさらに消化酵素（膵液、胆汁）が追加されると、最初に食べた食物は7、8倍の消化液で薄められてシャバシャバの下痢便のようになっています。小腸で5時間から8時間かけて栄養分を吸

収したあと大腸に送られます。大腸は1.5メートルと短めですがここ
で10時間から20時間とどまり水分を吸収してバナナのような普通便が
できます。

● **過食症とフードファイター**
　速くたくさん食べられる"フードファイター"は普段から大食いの
習慣があるため、胃袋が大きく引き伸ばされているのです。実際、大
食い選手に胃がん検診用の造影剤を飲ませると普通の４倍である６
リットル以上入り、レントゲンでは腹腔の底の膀胱あたりまで胃袋と
して写ります。フードファイターは胃を広げるために過食して胃袋を
引き延ばす鍛錬をしており、一度にたくさん食べる過食症の人と同じ
ことが起こっています（図１－６）。
　フードファイターの中には自ら食べ吐きタイプの摂食障害であるこ
とを公言している方もいて、拒食期に激やせして入院すると番組収録
に出られないという悲しい実状があります。「大食いでもやせていて、
いいなぁ」と憧れてなれるものではありません。なれた時には立派な
過食・嘔吐の摂食障害になっています。
　一方で、吐いていないのにフードファイターが太らない理由は、消
化・吸収する腸が生まれつき短い「短腸症候群」だったり、消化酵素
がほとんど出ない「消化酵素欠乏症」などの病気があるからだと推定
されます。
　普通の人でも、胃腸炎の時は栄養が小腸や大腸で吸収されることな
く、食べて数時間で下痢便として排出されます。大食い選手は病気の
ために消化吸収力が弱く、食べても食べてもお腹が減ってしまうため、
子どもの頃から大食いで胃袋が大きくなったと推定されます。

第2章

摂食障害はなぜ起こるのか

――異なる発症要因

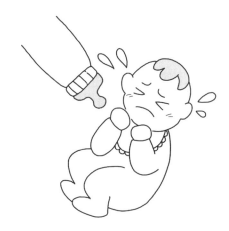

摂食障害の原因は何ですか。発症しやすい体質ですか。環境ですか。

"こころの痛み"の元

 摂食障害には特定の原因があるのではなく、「生き辛さを変える」という目的があります。生き辛さには種々の要因が複合的に重なっています。

● 共通の発症要因

　1990年に厚生省が「中枢性摂食異常症」の研究班において摂食障害の専門医を集めた大規模な調査研究を行いましたが、患者さんに共通する特定の原因が見付けられませんでした。拒食症はやせているという身体の状況や、やせようとする行動は同じでも、共通の発症要因を見付けることはできなかったのです。なぜなら摂食障害の発症には多くの要因が複合的に組み合わさっており、それぞれのケースによりその組み合わせの比率が異なるからです。その要因の一つに、健康な子どもにも、発病した子どもにも共通する要因（表2-1）があります。患者にも健常児にも共通の要因①〜④は摂食障害の経過に影響は与えますが、それだけで発症を引き起こすことはありません。

● 発症後に変更できること

　一方、患者に個別の要因は表2-2の①から⑥までの合計が発症閾値を超えれば発症します。したがって、どれか一つでも大きければ発症するし、小さくてもいくつかが重なれば発症します。図2-1の過

第2章　摂食障害はなぜ起こるのか──異なる発症要因

表2-1　患者にも健常児にも共通の要因

①文化的要因	国や地域に共通する理想体型。
②本能的な要因	動物に共通の本能（個体保存の欲求と種族保存の欲求）。
③自律神経系の要因	人に共通なこころから身体への影響。
④意識と無意識の存在	人にはこころの奥に自覚できない部分があり、行動の決定に大きく影響する。

表2-2　患者ごとに個別の要因

①身体の体質要因	・運動能力が優れている。 ・病前からやせ形で小食。 ・胃食道逆流の程度、消化酵素の多少。
②生得の脳の発達特性	・知的能力が優れている。 ・相手の意図を読み取る能力が優れている。 ・人の意向を参照し協調する能力が乏しい。 ・不安や憂うつへの耐性が弱い。 ・衝動を制御する能力が弱い。 ・血縁者に精神疾患の病歴がある 　（摂食障害、うつ、何らかの依存症など）。
③生育歴に起因する心理的特性	・乳児期早期における抱えられ度合い。 ・養育者の心理状態、経済状態。 ・養育者が経験した"育てられ体験" 　（稀に、幼少期の性的外傷体験）。
④思春期の心理的な発達課題の進行度	・養育者の意向からの解放と主体的な自己の確立。
⑤家族関係の要因	・養育者の幼少期の体験。 ・夫婦関係や祖父母世代との関係。 ・養育者からの高い期待の有無。
⑥友人や学校の要因	・同世代の仲間との出会い。 ・グループでの本音と建前の調整。 ・教師やコーチからの高い期待の有無。

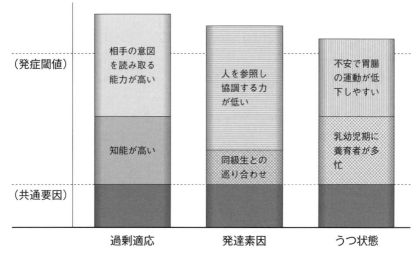

図2-1　発症要因と発症率の比較

剰適応（強迫群）は小児で最も多く「育てやすい良い子で優等生タイプ」、相手の意図を読み取る能力が高く、かつ、それを実行できる知的能力・運動能力を持つ場合に発症しやすいのです。また、発達素因が大きいものとして「生まれつきこだわりやすく、他児と協調しないタイプ」で脳の素因として自閉スペクトラム症（注1）を持つことが多くあります。うつ状態（気分障害）（注2）は「意図的なダイエットはしていないのに、食欲が無くて食べられないタイプ」で不安や憂うつにより食欲が落ちやすい体質が関係します。

　このような発症要因の中で発症後に変更できる（治療可能な部分）のは家族との力関係の変化、身体の体質や脳の発達特性への薬物療法と、本人の心理的独立（主体性の確立）とアイデンティティ（他の真似ではない自分らしさ）の確立なのです。

第2章　摂食障害はなぜ起こるのか──異なる発症要因

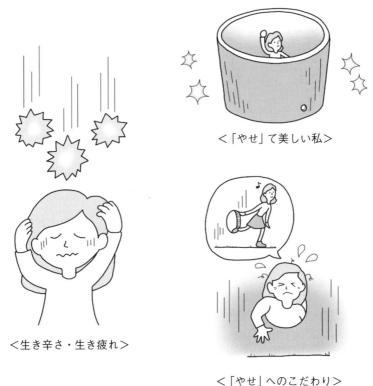

図2−2　「摂食障害」、イメージ図
こころの奥にある「生き辛さ」が、「食」への異常行動となり、「やせ＝美」と思い込んでいる。

注1　自閉スペクトラム症・自閉症スペクトラム（障害）　Autism Spectrum Disorder（ASD）の現行名称。広汎性発達障害ともいう。自閉症やアスペルガー症候群を含む。
注2　うつ状態（気分障害）　気分が落ち込む「うつ状態」と、気持ちが高揚する「躁状態」がある。

49

コラム "進撃の巨人" にみる思春期のこころ

「その日、人類は思い出した。やつらに支配されていた恐怖を。鳥かごの中にとらわれていた屈辱を…」で始まるマンガはアニメ化もされ、思春期のこころを持つ子どもや大人を引き付けました。

巨人から身を守るために人類は三重の壁を作って暮らしていますが、思春期年代の主人公は活路を探すべく巨人がいる壁の外を探索する調査兵団に志願します。そして主人公は自分が巨人になる力を手に入れるのです。親の許可された範囲で生きていた子どもが、壁を破って主体性を獲得するのは、誰もが体験した思春期のこころそのものです。

思春期に脳は後頭葉から順に大きな変貌を遂げますが、理性をつかさどる前頭葉は完成が遅れるため、反抗期には衝動性が優勢となり無謀なチャレンジをする反抗心が起こります。

ネアンデルタール人には反抗期がなかったため、地球環境の変化を受け入れて滅びました。しかしホモサピエンスは "若気の至り" とも言えるチャレンジ精神により、大海を渡ったり、氷の山脈を越えたりして新天地で生き延びたのです。

ドイツの生物学者で哲学者のエルンスト・ヘッケルは、哺乳類も子宮内で一度えらができて消えることから「個体発生は系統発生（魚類→両生類→哺乳類）を繰り返す」と提唱しました。つまり、反抗期がない良い子のまま滅ぶか、無鉄砲な冒険家として生き残るかが再発の分かれ道なのです。

第2章　摂食障害はなぜ起こるのか──異なる発症要因

発症直前にあった"きっかけ"は原因ではないのですか。

すり替えのきっかけ

"きっかけ"は10回あっても、発症前に生き辛さが蓄積していなければ、拒食症にはなりません。したがって、きっかけを打ち消すような対策には効果はありません。

● 引き金となるか、ならないか

　きっかけとはピストルの"引き金"のようなものです。ピストルに弾が入っていなければ、何度"引き金"を引いても、何も起こりません。逆に、ピストルに弾が入っていれば、手に持っただけでも、床に落としただけでも弾は飛び出すことがあります。

　ダイエットを行動に移す直前にあった出来事はあくまで"きっかけ"に過ぎないのです。"きっかけ"がいくつ連続しても、生き辛さが蓄積した"発症準備状態"になっていなければ拒食症にはなりません。逆に、その時にきっかけがなくても、Ｑ１（図２-１）に示したような要因が蓄積していれば、以下（①〜⑨）のきっかけで発症するでしょう。後で「あの"きっかけ"さえなければ」と言う人もいますが、次の"きっかけ"は数週間でやってきます。発症直前のきっかけを取り消すようなことをしても、根本的な治療にはなりません。目に見える"きっかけ"をやり玉にあげるのは不毛なことなのです。

51

● 誰にでも起こる"きっかけ"の例

① 体型について人から言われた

　家族や親戚から「顔が丸くなったね」「ふっくらしてきたね」とか、友人や先輩などから「足が太い」などと言われた経験は誰にでもあります。別に「いじめ」や「からかい」で強く非難された訳ではない場合も含めて、ダイエットのきっかけだと本人が言うこともあります。しかし、発言した人に謝ってもらったり、発言を撤回してもらったりしても治る訳ではありません。

② 身体測定で自分や友人の体重を見た

　「自分より背の高い人の体重が自分より軽いのを見てしまった」「体重が40キロ以上になるのは嫌だと思った」「標準体重より重いことを知った」というのも皆が体験することです。

③ 運動競技や習い事の伸び悩み

　陸上競技、水泳などの計測タイムや、バレエ、スケートで技術的に伸び悩むと、やせれば「速くなる」「衣装が窮屈でなくなる」「ジャンプの回転が速くなる」などにすり替えて、努力の方向をダイエットにすり替えます。

④ 器械体操や騎馬戦の練習で体重が気になった

　運動会の騎馬戦などの練習で人の上に乗る時、土台の人に「重い」「肩が痛かった」などと言われることも普通に起こることです。また、「器械体操で頂点に登りたかったからやせようと思った」という一見前向きな理由をあげる人もいます。

⑤　家族が病気になった

　両親や祖父母が肥満、高脂血症、高血圧、糖尿病などを指摘され、食事療法を始めたのに触発されて食べ物のことを気にし出すことがあります。また、家族やペットが食べられない病気（ガンや白血病、胃腸の手術など）になり、「やせていくのを見ていて食欲がなくなった」「自分が食べるのが申し訳ない」という人もいます。これは無意識には"自分も家族から心配されているか確かめたい"からとも言えます。

⑥　家族や友人のダイエット

　友人がダイエットをしたのを同級生が羨ましがって褒めていた。

⑦　歯列矯正による痛みにより食欲不振

　永久歯を矯正することは、思春期の主体性の萌芽を抑え込むことに通じます。毎週、締め付けが増す矯正、しかし、始める時に高額を支払っているので、止める決心は難しいのです。

⑧　受験塾の日数や宿題の増加

　塾や学校の宿題が増えることは、"きっかけ"というよりはむしろ、与えられた課題はやらないと気が済まないという本題の"生き辛さ"に通じます。

⑨　胃腸炎やインフルエンザで体重減少を体験

　「食べなければ週に１キロ減るんだ」と頭は理解し、こころの奥では「学校に行かないと気持ちが安らかだ」と思うと、拒食症が治ってからも食欲不振が続きます。

53

"やせていることは価値が高い、崇高である"という文化はどのようにしてできたのでしょうか。

文化的・社会的な要因

 皆が「やせ賛美の文化」に曝されています。こころの行き詰まり感に取り組めず、すり替えた目標である"やせれば価値が上がる"に取り組み発症します。

● 偽りの目標

　やせることは価値が高く羨ましがられるという文化、「やせ賛美の文化」に日本では誰もが曝されています。しかし、拒食症を発症する人は0.5パーセント前後でしかありません。「もし、やせは崇高なことであるという文化が無かったとしたら、摂食障害の生涯有病率はどのぐらい減るのか？」と質問されたら、私は「２割も減らないでしょう」と答えます。やせ賛美の文化は発症の主因ではありませんし、時々の理想体型は50年単位でしか変化しません。

　患者が食行動の異常に没頭してしまうのは、本当に困っている"こころの行き詰まり感や生き辛さ"への取り組み方法を見付けることが難しいからです。そこで「やせさえすれば、私は素晴らしい存在になれる」という偽りの目標にすり替え、やせるための取り組みである食事制限と過度な運動に没頭するのです。何かに没頭している間は本当の困難から目を逸らすことができるのです。そのためには身体に空腹や疲れという苦痛を与え続ける必要があるのです。

第2章 摂食障害はなぜ起こるのか——異なる発症要因

● 理想体型の歴史的変遷

　世界の歴史の時代区分は古代－中世－近世－近代の四時代に区分されますが、時代の流れで女性美の基準は変わっていきました。

　古代エジプトでは当時の絵画から推定して、髪を編みこんだ均斉のとれた顔、スレンダーで、ウエスト位置が高く、狭い肩幅が美しいとされていたようです。

　古代ギリシアでは彫刻から推定するに、男性はボディビルダーのような筋肉美を目指し、女性はふくよかな愛の女神・アフロディーテのような身体が美しいとされていたようです。

　中国では漢王朝時代から女性の理想像は「透き通るような肌、黒く長い髪、華奢な身体、小さな足で小股でしか歩けない姿」でした。そのために4歳から足の指を足底側に折り曲げて紐で縛る「纏足」が行われていました。成人後の足はまるでハイヒールのような形で靴のサイズは10〜13センチ、たどたどしくしか歩けませんでした。

　中世（5〜15世紀）のヨーロッパは封建制と専制君主制によって国は統治されていました。すなわち君主である王が領地や爵位を与え、家臣は見返りに臣従し国防戦争に参戦するという主従関係です。家臣の中でも功績を上げたものは特別な地位である爵位（公爵、伯爵など）を与えられましたが、やがて爵位は一族に世襲され"貴族"と呼ばれて贅沢な暮らしをしていました。しかし、貴族や富裕層に生まれた女子は、家のしきたりを守らされ、親の決めた政略結婚の道具とされるなど、女性の自由が許されませんでした。そのため13世紀頃から、貴族や富裕層に生まれた女子が一族のしきたりや親の結婚強要から逃れるために高貴な身分を捨て、カトリック教会に出家するものが少なくありませんでした。出家した修道女（シスター）たちは"贅沢な食事をしないでつつましく生きること"を美徳とし、月に一度の聖体拝受の日

に少量のパンとワインを食べるだけで生き延び、布教と祈りをささげる日々を送りました。ルドルフ・ベルが書いた『聖なる拒食』（注１）には清貧と祈りの生活の末、やせ細った聖女（シスター）が中世イタリアだけで261人記録されています。清貧とはつまり「私利私欲を捨て、最低限の食事だけで貧しくやせている状態」です。当時は贅沢で太っていることが貴族の高貴さの表われであり、清貧はその正反対の価値として、貧しくても精神的に優れていることが崇高だと考えられたようです。

　15～17世紀のルネッサンス期では、「豊満な丸みを帯びた大きなお尻と胸、透き通る白い肌、ブロンドヘアー」が女性美とされていました。19世紀のイギリスのビクトリア朝時代には18歳で即位したビクトリア女王に倣いコルセットでウエストを締め付け、胸とお尻は大きい砂時計のような体形が良いとされました。20世紀前半のアメリカはハリウッド全盛期で、女優マリリン・モンローに代表されるような、細いウエストと豊満な胸とお尻のグラマラスな身体が理想とされていました。

　前述のように、1960年代に入ると世界的にミニスカートが流行し、イギリスのファッションモデル「ツイッギー」のように長身で華奢な身体が魅力的だという「やせ賛美の文化」が形成されました。

　アメリカでは1982年にジェーン・フォンダのエアロビクスビデオ『ジェーン・フォンダのワークアウト』シリーズがベストセラーとなり、女性は食べずに過剰なエクササイズを行いました。

　その結果、アメリカの拒食症患者は猛烈なエクササイズをするようになりました。

● やせ過ぎモデル禁止法

　ファッションの中心地であるフランスにおいては、約4万人が拒食症にかかっています。その理由は、お手本となる"やせ過ぎたモデル"を見た女性が、自分を恥じて健康を害するほどのダイエットに駆り立てられたからと言われています。そこで「手の届かないところにある美の理想」の症例を防ぐため、2017年に"やせ過ぎモデル"が舞台に上がることを禁止する法律が施行されました。モデルは「やせ過ぎではない」という医師の診断書を提出しなければならず、モデル事務所は違反すると最大930万円の罰金が科せられました。この「やせ過ぎ」という基準はおよそBMI 18以下とされています。

　日本でも同じような法律を要望する準備として「日本摂食障害学会」においてワーキンググループが作られ議論が始まっています。もしBMI 18以下であればモデルや芸能人の多くが出演禁止になってしまうかもしれません。

コラム 　葛藤できる力とは？

　日常生活において"葛藤"という言葉は「どちらを選択するか迷っている状態」として使われています。しかし、本当の葛藤は"内的葛藤"と呼ばれ、思春期以降に獲得される高級なこころの機能なのです。小学低学年の子どもが「帰宅後に先に宿題をするか、ゲームをするか」の選択は"大人から与えられた正しい行動"と"自分自身の欲望"という外と内の戦いであり、大人のしつけが入るかどうかなのです。

"内的葛藤"とは自身のこころの内に発生した二つかそれ以上の相反する「考え」や「気持ち」に折り合いをつけてどちらかを選び、どちらかは諦めるという痛みを伴います。例えるなら、バスツアーにおける「山コース」と「海コース」の選択のようなもので、山コースは見晴しの良い景色が目を楽しませてくれ、海コースは新鮮な海の幸で舌を楽しませてくれます。どちらを選ぶか迷うのですが、思春期の心理的発達課題を乗り超えた大人は、6対4で優劣つけがたい状況でも6割の方を選んで、4割のマイナス点を諦めて妥協します。子どもは親が選択して勧めるものを受け入れるだけなので、選択が間違ったとしても後悔したり落ち込んだりせず、「次はどうすれば良いの？」と大人に聞くだけです。

　思春期の子どもはというと、9対1の優劣がはっきりした選択でも1割を諦められず、選べないまま時間切れでどちらも手に入らないことになってしまいます。その際に、完璧主義を貫き、10対0の状況を目指すためにこだわり（強迫）を強めてしまうと、女子では摂食障害、男子では何度も手を洗うなどの強迫性障害に陥ってしまいます。思春期に「葛藤ができるようになる」ということは、悩み迷うが、適度な時点では妥協して前に進むことができるようになるということなのです。

注1　『聖なる拒食』ルドルフ・ベルの原著は入手困難なので、ダイジェスト版として
　　池上俊一著『増補　魔女と聖女──中世ヨーロッパの光と影』（ちくま学芸文庫）
　　がある。

第2章　摂食障害はなぜ起こるのか──異なる発症要因

本能や衝動は食行動にどのように関係しているのですか。

動物に共通な要因

本能は飢餓状態に際して「生き延びるために食べたい」という衝動から食物探索行動を引き起こします。また、満腹でも食べ続けて過食・嘔吐を引き起こします。

● **本能衝動とは**

　本能には"個体保存の欲求"である食欲と"種族保存の欲求"である性欲があり、衝動は本能を満たすための行動を引き起こします。"個体保存の欲求"を満たすためには、食欲、排泄欲、睡眠欲などがありますが、生き残るためにもっとも重要なのは食欲です。食欲を満たすための食物探索に重要なのは嗅覚であり、解剖学的に鼻の上部に位置する嗅脳は両生類や爬虫類では脳の多くの部分を占めます。哺乳類や鳥類では食物探索と同時に自分が食べられることを回避するために視覚野、聴覚野が発達し、獲物の捕獲に有利な素早い移動手段（走る、飛ぶ）を制御するために運動野が発達していきました。

　"種族保存の欲求"とは、自分と同じ生物の複製を増やし繁栄させることであり、性欲に他なりません。オスは自分の遺伝子を残すために、より多くのメスと交尾するために強い身体や大きな角、派手な色の容姿を進化させてきました。メスは自分の遺伝子を残すために、オスを引き付けるフェロモンを分泌し、生存に有利な強い形質を持つオスを選ぶように進化しました。

59

摂食障害において、"個体保存の欲求"である食欲が本当になくなっている訳ではありません。それは、「食品売り場を歩き回ること」や「調理すること」「料理のレシピを研究すること」「ＴＶのグルメ番組や大食い番組を見ること」などが大好きなことから明らかです。食品の買い出しに何軒もの店を回り、レシピを研究し書き写し、凝った料理を嬉しそうに作るのも、本能の「生きたい、食べたい」に突き動かされた行動です。しかし実際に食べ物を前にすると不安やこだわりなど本能以外の部分が邪魔をするため、味見程度で終わります。

　激やせで倒れないかを心配される状況でも、筋力トレーニングやランニング、立ったままでの読書やＴＶを見るなどの行動は医学的には"過活動"と呼び、病気の症状の一つとされています。しかし、これは「食物を探しに行きたい」という本能からくる行動（食物探索行動）であり、生物としては正当な行動なのです。必要がないのに立ち続けるのは、獲物を誰よりも早く見つけられるように遠くを見渡すためともとれます。

　例外的には脳腫瘍によって本能をつかさどる間脳が侵された場合などは食欲がなくなるため、頭部のCTやMRIは必ず確認します。

● **進化からみた本能**

　地球は45億年前に誕生し、38億年前に最初の単細胞生物（真正細菌）が誕生しました。21億年前に細胞核を持つ真核生物、10億年前に多細胞生物が出現しました。多細胞生物からはヒドラやイソギンチャク、クラゲなど筒状の腸管（口・腸・肛門）で構成された腔腸動物が進化しました。腔腸動物は外界から栄養を摂取し消化吸収する動物の原型であり、口の周囲や腸内で食べ物の刺激を感じると自動的、反射的に腸管が動き隣の腸に食物を次々上手にリレーしていく神経のネット

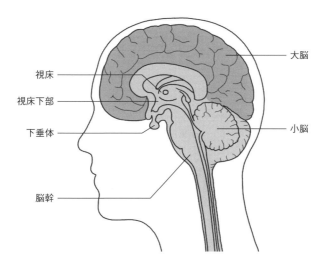

図2-3　脳の断面図

ワーク回路"腸管壁内神経系"を形成しました。ヒトにおいても腸管に存在する神経細胞の数は脳よりも多く、脳や自律神経の指示がなくとも食物の物理的・化学的刺激に応答して蠕動運動や消化液分泌を自動的に行います。

さらに5億年前の古生代には腸を動かす神経の先頭部分に神経の塊である中枢神経（脳や脊髄）を持つ魚類や両生類などの脊椎動物が現われました。そして、2億5000万年前の中生代には爬虫類や鳥類、原始的な哺乳類が出現したのです。過酷な地球環境の変化に対応して生物が多様化する中で、生き延びるために有利な行動パターンが脳にハードとして取り込まれたものが本能だと言えます。本能行動を引き起こす原始的な情動が衝動で、解剖学的な担当部分は間脳（視床・視床下部／図2-3）と扁桃体です。

コラム 人間の行動を引き起こすもの

　人間の行動は表2－3に示すように、いわゆる五感（視覚、聴覚、嗅覚、味覚、触覚など）から得られた周囲の環境情報に基づいて、脳内で本能・衝動、気持ち、考えが複雑に入り乱れた後に行動となって現われます。行動を引き起こすものとして生まれながらにある変更困難なハード面と、胎児期、乳幼児期以降、環境から受ける体験により生成されるソフト面が関係します。

　衝動とは本能に突き動かされた動作や行為を行おうとする

表2－3　行動を決定するもの

反射（注1）	脊髄反射	四肢の腱反射、立ち直り反射。
	延髄反射	唾液分泌、嚥下、嘔吐、乳児の吸綴。咳やくしゃみ、心拍数や血圧。
本能（衝動）	視床下部	個体保存の欲求（食物探索行動、過食衝動）。
		種族保存の欲求（生殖行動、性的衝動）。
身体感覚	知覚神経からの情報	腹部膨満感、早期飽満感、腹痛、疲労感。
気持ち（情動）	扁桃体、視床下部、海馬、帯状回など	言葉に生成できた情緒。
考え（思考）	大脳新皮質（前頭葉）	言葉で組み立てた理解。

抑えにくい欲求で、本能と同じく脳の視床下部から生じます。

　意識できる感情（feeling）は、大脳皮質の中でも進化の上で古い脳（旧皮質）である帯 状 回、新皮質である前頭葉で生成されると考えられています。

　精神分析の理論によると、感情には「言葉で表わすことが可能」な意識上の感情と、「こころの奥にあって自分では気付くことができない」無意識領域にある感情があり、人間の行動決定には「物言わぬ無意識」の方がより大きく関与すると考えられています。

　考え（思考）とは、こころに色々な事柄を思い浮かべることで、それらの関係を整理・構築する作業で、大脳新皮質である前頭葉で生成されると考えられています。

注1　反射（脊髄反射と延髄反射）　脳を持たない生物にも起こるもので、環境変化に対する無意識の反応。これは生物が生き延びるために瞬間的に行う必要がある動作で、進化の過程では中枢神経系としてはまだ脳が未形成で脊髄だけで生きていた時代からある。五感で刺激を受容した後、大脳皮質まで情報を伝えて判断を仰ぐことは省略し、「知覚刺激→脊髄や延髄→筋肉」という現場の判断で無意識に危険を回避する動きである。

自律神経とはどのようなものですか。摂食障害と自律神経はどのような関係にあるのですか。

自動の調律と心身相関

 自律神経とは体温、心拍数、胃腸の動きなどの身体機能を自動の調律で調整する神経です。心境の変化は自律神経に影響を与えます。

● 交感神経系と副交感神経系

　脊椎動物は中枢神経系（脳・脊髄）と自律神経系（交感神経・副交感神経）と腸管神経系を持ちます。手拍子のリズムや歩く速さなど身体の筋肉は自分の意思で動かせます（随意）。しかし、心臓の速さ、体温・血圧、胃腸の動き、汗・涙・唾液の分泌などは自分の意思で自由に調節できません（不随意）。このように身体の働きを"自"動の調"律"で制御しているのが自律神経系です。自律神経系の指令所は内分泌系の指令所と同じ視床下部にあり、協調しながら種々の生理的機能を生存に最適な状態に調節しています。

　自律神経は交感神経系と副交感神経系の二つの神経系で構成され、一つの臓器に対して相反する指示を出します（相反支配）。交感神経系は「闘争か逃走か（fight or flight）」の神経といわれ、運動やけが、恐怖といったストレス状況において交感神経が優勢となり興奮状態に調整するため、心臓の鼓動は速くなり筋肉への血液量を増やします。つまり、走ると血液は筋肉に優先的に供給され、胃腸の血液は減るため食後すぐの運動では腹痛を起こしやすいのです。逆に、副交感神経系

は「安静と消化（rest and digest）」の神経といわれ、リラックス状態で心拍数を減らし、胃腸の活動を増やします。

● 心身相関、こころから自律神経への影響

　ヒトは他の哺乳類に比べ高度に大脳が発達しましたが、その結果、こころの変化によって自律神経に影響が出るようになりました。自律神経が支配している涙腺を例にとると以下のようになっています。

　涙が出る目的は何でしょうか？　犬や猿が涙を流すのは"目にゴミが入った時"だけで、目以外のどこかが痛くても涙は出ません。目の痛みが自律神経の指令所（視床下部）に伝わり、そこから涙腺に連絡されて涙を放出してごみを洗い流し、痛みが取り除かれます。

　一方、幼児が転んで膝から血が出た時にも涙を流しますが、この涙を膝に塗っても痛みが増すだけです。また、ヒトは可愛がっていたペットが死んでしまった時にも涙を流します。その姿を見て神様がペットを生き返らせてくれることはありませんが。このように、ヒトの自律神経は動物と違い、こころの影響で関係のない臓器のスイッチを押してしまうようになっています。別の例として、汗は暑い時に出て体温を下げる働きがありますが、人間関係でまずい状況になると暑くないのに"冷汗"が出るのも心身相関の一つです（表2-4）。

● こころと胃腸の相関

　脳の神経細胞の数は一千億個と言われますが、腸の神経細胞は身体の中で2番目に多く1億個あり"第二の脳"と言われています。胃腸の神経細胞は腸の隣同士が連動するように独自のネットワークである"腸管神経系"を形成しています。そのため、脳の指令がなくても食べ物が流れてくれば自動的に消化・吸収を行います。栄養の消化・吸

表2−4　心身相関

"痛み"は身体・こころにさらなる痛みを及ぼす。

①	目にゴミが入った時	痛みが視床下部（自律神経中枢）に伝わる →　涙腺に涙を出す電気信号 　　→　ゴミが流し出される 　　　　→　痛みが無くなる	哺乳類
②	転んで膝をケガした時	痛みが視床下部に伝わる →　涙腺に涙を出す電気信号 　　→　涙で傷を洗う 　　　　→膝の痛みは強くなる？	ヒト
		痛みが視床下部に伝わる →　涙腺に涙を出す電気信号 　　→　涙を見た他の人が手当する 　　　　→膝の痛みが良くなる	
③	大事なペットが死んだ時	こころの痛みが視床下部に伝わる →　涙腺に涙を出す電気信号 　　→　他の人が一緒に泣いてくれる 　　　　→こころの痛みが癒やされる	社会を形成した人間

表2−5　第二の脳「腸」

収は生存に関わる重要な機能であり、原始的な生物の頃から多くの神経細胞が配分されているのです。

①	胃腸炎で下痢や腹痛がある時	痛みが視床下部（食欲中枢）に伝わる →　食欲が低下する 　　→　延髄での嘔吐反射が誘発される 　　　　→　弱った胃腸が休息できる
②	うつ状態の時	こころの痛みを視床下部と扁桃体が感知する →　食欲が低下する 　　→　胃腸の血流も低下する 　　　　→体重が減少する

　しかし、腸管神経系は自律神経系の指示も受けており、不安やうつ状態では胃腸の動きが低下します。精神的なストレスによって食欲がなくなったり、食後に吐き気や腹痛が起こったり、少量しか食べていないのにお腹が張って食べられない状態（早期飽満感）が引き起こされます。このような胃腸の心身相関は摂食障害の中でも、「食物回避性情緒障害」「うつ状態による食欲低下」「機能性嚥下障害（嘔吐恐怖）」「機能性嘔吐症（心因性嘔吐）」を引き起こします（表2−5）。

第2章 摂食障害はなぜ起こるのか――異なる発症要因

"無意識"とは何ですか。
誰にでもあるものですか。

精神分析と無意識

無意識は自分では気付くことができないこころの奥にあり、行動に大きな決定権を持ちます。無意識の中にあるこころの疲れがいろいろな病を引き起こします。

● **精神分析でいう無意識**

　"無意識"という言葉は日常生活でも使われますが、「悪気があって意図的にした行為ではありません。気を悪くしないでください」という意味合いの使い方をされることが多くあります。このような場合、「意識的には持っているあなたへの反感を意識上で表現した訳ではない」という意味では半分正解ですが、「こころの奥ではあなたのことが疎ましいので行動には出てしまいました」ということを表わしているので、言い訳にはなっていないのです。

　人の行動は自分でも気付かない"無意識"により多くが支配されているという考え方は"精神分析"の中心となります。人の脳の中ではいろいろな考えや気持ちの断片部品が作られますが、完成品として意識できるものはごく一部なのです。そして、意識できるものは人に見られたり、自分で振り返ったりしても恥ずかしくないように体裁よく成形されたものです。実際には人には言えない、自分の良心に照らすことができないドロドロした野心や臆病なこころが隠されています。例えるなら、新発売の電化製品には開発段階での試作品や失敗作がいく

67

つもあり、その費用も価格に含まれているというようなものです。

● こころの局所論

　精神分析の始祖であるジークムント・フロイト（注1）は「こころとは氷山のようなものである」と言いましたが、それを視覚的に表現すると図2-3のようになります。脳で起こっている考えや気持ちを巨大な氷山だとすると、意識の水面上に出ていて海上から見えるのは一部であり、まさに"氷山の一角"なのです。実際の氷山は90パーセントが水面下にあるため、また、水面下にあっても真上に行けば光が届く深さまではその形を知ることができるように、よくよく注意を向ければ気付ける部分を"前意識"と言います。

　さて、意識と無意識が同じ方向を向いている場合、自分勝手な理由は水面下に抑圧しながら、意識上の大義名分に沿って行動すれば済み

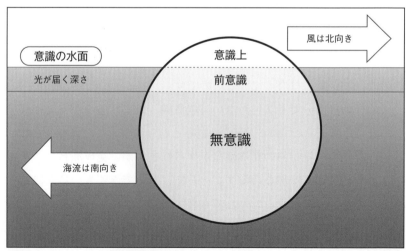

図2-4　こころの局所論
無意識を意識で抑え込み過ぎると、こころは苦しくなる。

ます。しかし、得てして“意識と無意識は必ずしも同じ方向を向いていない”のです。意識上は風向き（体裁がよい向き）に沿う形で北方向に向かおうとしますが、実際は表面から見えない無意識が海流に流される形で南方向に向かいます（図2－4）。それにもかかわらず、無意識のベクトルを意識で抑え込み過ぎた場合、こころは苦しくなり、その痛みは摂食障害やうつ病、強迫性障害、転換性障害（変換症）、虚偽性障害（作為症）などとなって現われるのです。精神分析では“無意識を意識化する”ことでその苦しみから解き放たれると考えます。

● こころの構造論

　意識・前意識・無意識だけでこころに起こる現象を説明できないため、フロイトはさらにこころの構造を自我（ego）、超自我（super ego）、エス（Es）の3つに分けました。

　エス：Es（イド：idとも呼ばれる）は自分の意志でコントロールすることが難しい本能的・欲動的なもので、快を求めて不快を避ける「快楽原則」に従います。エスは非論理的、非道徳的に欲求の充足を求めようとするもので、これを「一次過程」と呼びます。周囲の状況を考えずに自分勝手な行動を取り過ぎると結果的に困ることになります。

　超自我：super egoとは、養育者の求める理想像がしつけによりこころの中に取り入れられたものです。超自我の役割は行動を監視し、悪い行為を避け、反省や罪悪感を生じさせる良心のようなものです。また、現状をさらに理想的で完璧なものにするべく頑張るように促すこともします。しかし、過度な頑張り（過剰適応）はこころを疲れさせることにもなりかねません。

　自我：egoは現実をよく調べて合理的に考え、外からの様々な要請とこころの内界にあるエスからの欲求や超自我の規制を調整する舵取

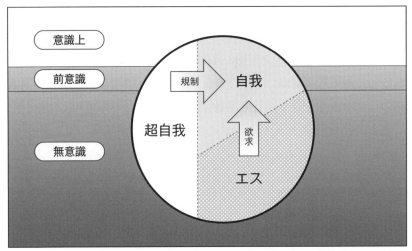

図2-5　こころの構造論
「待つこと」「遠回りすること」「諦めること」を現実の中に取り込むと、こころが疲れない。

り役です。エスが「快楽原則」（一次過程）に沿って行動しようとするのに対して、超自我との妥協点を現実的に探るという意味で「現実原則」と呼ばれます。自我は「現実原則」に照らし、待つことや遠回りすること、場合によっては諦めることを決定するもので、これを「二次過程」と呼びます（図2-5）。

　精神分析や精神分析的精神療法、力動的精神療法は無意識にある自我、超自我、エスの訴えを丹念に救い上げてこころが疲れないバランスを探る治療方法なのです。

注1　ジークムント・フロイト（Sigmund Freud：1856～1939）
　　オーストリアの精神医学者。精神分析学の創始者。フロイトの思想・学問は精神医学の面だけでなく、文学、芸術等他の分野にも大きな影響を与えた。特にフランスの現代思想の哲学者、ジャック・ラカン、ジャック・デリダ、フェリックス・ガタリ等は、その影響下に思想を展開。彼の思想を一言でいうと、「無意識の哲学」。フロイト自身はフリードリッヒ・ニーチェの影響を深く受けている。

第2章　摂食障害はなぜ起こるのか──異なる発症要因

 乳幼児期の母子関係や家庭環境はこころの発達や病気の発症にどのように影響するのですか。

乳幼児精神医学

 母親の献身的な世話は乳児の不快な状態を解除します。また困難が永久に続くことはないという信頼感と不安に耐える力を育てます。

● 乳幼児精神医学

　乳幼児精神医学は胎生期（胎児期）から3歳までの乳幼児を対象とし、母子の様子を観察することでこころの発達や不安・抑うつの成り立ちを研究する学問です。精神分析家や児童精神科医が積み重ねた観察から、乳幼児期が将来の性格傾向や精神疾患の発症に大いに関係があることが明らかになりました。

● "アタッチメント理論"（愛着理論）

　イギリスの精神分析家、ジョン・ボウルビィは第二次世界大戦後の戦災孤児の調査を通じて、"母性的養育の剥奪"（deprivation of maternal care）の結果、成長・発達が遅れ、病気に対する抵抗力が低下し、精神的に不安定な状態をもたらすことを発見しました。そして、母親との情緒的結び付きが健全なこころの発達に重要であるという"アタッチメント理論"を提唱しました。

　アメリカの心理学者、ハリー・ハーローは母親の愛着がどこから生成されるかを調べるために、生まれたばかりのアカゲザルの子どもを

71

母親から引き離し、母親代わりのサルの人形を2種類並べて育てました。一つは哺乳瓶が付いていてミルクが出るが針金で作られた母ザル人形、もうひとつはミルクは出ないが毛足の長い布で作られた母ザル人形です。それまでは、子どもは栄養を与えてくれる存在に愛着を示すと考えられてきましたが、アカゲザルの子どもはほとんどの時間を布製の人形にしがみつき、空腹になってミルクを飲む時だけ針金の人形の方に行きました。大きな音で驚いた時も子ザルは布製の人形にしがみつきました。

その結果、愛着はミルクをくれるからではなく"接触感覚の心地よさ"が重要で、ハーローはこうした実験から、愛着はミルクだけで生まれるのではなく、「身体的接触の安心感」（contact comfort）を伴うスキンシップにより形成されることを明らかにしました。

● 胎児にストレスはあるのか？

生まれる前の胎児は、子宮の中であらゆるストレスから守られています。子宮内は気温や湿度、照度の変動がなく、子宮と羊水のために外力は伝わらず、酸素と栄養が臍の緒を通じて24時間一定に供給される理想的な環境なのです。したがって、空腹や口渇、暑さ、寒さ、痛み、騒音を感じる機会はありません。母の心音と声かけに呼応して子宮壁を蹴るという母子だけの穏やかなコミュニケーション世界、「究極の抱っこ状態」にあります。しばしば摂食障害の患者さんが「お母さんのお腹の中に戻りたい」と言うのもうなずけます。しかし、妊娠中の母とその夫（父親）の関係、嫁姑関係、職場関係において、胎児は母の不安そうな声と心拍上昇を体験しますが、外の世界が危険なのかどうかは知らずにキョトンとするだけでしょう。

しかし、その安寧は陣痛と分娩によって終わりを告げられます。陣

痛に伴い狭い産道から押し出される苦しみを体験します。やっと産み落とされた途端、臍の緒からの酸素と栄養の供給が絶たれ、自分で呼吸をしなければなりません。栄養も数時間おきにしか与えられず、空腹感を感じながら母乳やミルクが与えられるのを待つしかありません。尿便があれば反射的に排泄しますが、おむつかぶれの痛みが取り除かれるのを待つしかありません。眠い時に静かで安全なベッドが与えられるかどうかは養育者の判断を待つしかありません。

　その度に「果たしてこの世界は自分にとってやさしい場所なのか？」、「生まれてきて良かったのだろうか？」と問うのです。それに対して養育者が細やかな観察を行うことで、「子宮外の環境も自分にやさしい」という生きることへの"基本的信頼感"を形成していきます。

● "母親の原初的没頭"

　分娩時に母体に分泌される"オキシトシン（注１）"というホルモンは子宮収縮作用と母乳分泌作用を持ちます。さらに最近の研究結果からオキシトシンは脳にも作用し乳児への共感性を高める効果があることがわかりました。

　この発見の50年以上前にイギリスの精神分析家のドナルド・ウィズ・ウィニコットは母親が分娩後の数週間、他の何よりも乳児を最優先にしてその世話に没頭する特有の心理状態"母親の原初的没頭"を見出し、「一人の赤ん坊というものはいない。いるのは母親と一対の赤ん坊だ」と言いました。

　原初的没頭は生後すぐに歩けないヒトという種が子孫を残すために適応的なものであり、日本における「里帰り分娩」では母親は家事も夫の世話もせずに乳児と向き合う時間を送ります。

　乳児は"快を求めて不快を避ける快楽原則"に沿って生きています

が、母親が原初的没頭により乳児の欲求を読み取り、不快な状態に長時間さらさない結果、「子宮の外もまんざらではない」という健全な安心感（基本的信頼感）を得ることができます。

　乳児期早期の母子関係が、幼児期以降の不安に耐えて待てる力（不安耐性）にも関係します。なお、男性の方々には申し訳ありませんが、子宮や乳房がないために当初の主役は母親ということになります。しかし、子どもの不安耐性の強弱は母親の責任ということを意味するのでは決してありません。

　つまり、夫婦不和や収入の不安定さ、嫁姑問題、ご近所付き合いなどの周辺環境を、父が整備し母子が心地よい交流の時間を過ごせるようにする役割が重要であり、子どもの不安耐性が弱くなったとしても父母両方の責任は均等ということになります。

● ほど良い母親（good enough mother）

　「乳幼児の不快をすぐに取り除かないと将来大変なことになってしまうのではないか？」と過度に不安になる必要はありません。ウィニコットは乳幼児の精神が健康に発達するためには「ほど良い母親」（ほぼ良い母親）であれば良いと言います。つまり、およそ合格点だが時々失敗するぐらいがちょうど良いのです。

　母自身の事（家事、仕事、趣味）を優先して乳児の世話をおざなりにするのはもちろん良くありません。子どもは不快な状態を解除してもらえるという期待を失い、生きる気力も失ってしまいます。

　逆に完璧に育児ができる母親により一瞬たりとも不快感を感じない環境に置かれると、乳児は「世の中は自分の思い通りになる」という思い込み（万能感）を強めてしまい、母親が不在の環境では生きていけなくなります。

第2章 摂食障害はなぜ起こるのか──異なる発症要因

● "母親参照機能" と "情緒応答性"

　乳幼児精神医学者のロバート・N・エムディは、乳児と母親を観察する中で、乳児が不確かな状況に遭遇した時にどうするかを迷う時、母親の表情や声の調子を参考にして決める傾向を発見し "母親参照機能（maternal referencing）" と呼ぶとともに、年齢が上がるにつれ、母親以外の人々の反応を確認しながら行動を選択する "社会参照機能（social referencing）" に発達するとしました。そしてこれらが健康に発達するためには、母親が乳児の気持ちや行動を的確に捉える "情緒応答性（emotional availability）" が大切であることを明らかにしました。

コラム ライナスの毛布は "移行対象"

　マンガ『スヌーピー』に出てくるライナス君はいつも大きな毛布を持ち歩いています。これは "移行対象" と呼ばれるもので、乳児期に母親を通じて適切な愛着形成を得られた子どもに起こる現象です。

　ハリー・ハーローの実験結果と同じく触感のよいタオルやぬいぐるみが選ばれ、ボロボロになっても洗うことを嫌がり、捨てることは断固として拒否します。このこころのお守りは母親という愛着対象と密着状態から離れる移行期を支える母の代わりの "対象" なのです。したがって家族旅行や修学旅行、病気で入院した時などにもこっそり持参することは不思議ではありません。

　これらは無理に引きはがさずに、自然と手放して箱に大切

75

にしまわれる時期を待ちましょう。移行対象を持つ子どもの頻度は国や文化により差がみられます。欧米では乳幼児期から一人で子ども部屋に寝かされるため、母子分離が早く、移行対象は6割から7割の子どもが持っています。

日本では乳幼児期の添い寝はもちろん、小学生でも家族全員で寝ていることが多く、母子分離が遅いため移行対象は3割程度です。

韓国ではさらに家族の絆が強く子どもを片時も離さないため、移行対象の出現率は2割と少ないようです。

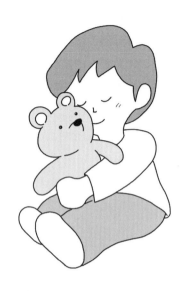

注1　オキシトシン　脳の視床下部で合成され、脳下垂体後葉から分泌されるホルモンで、女性に多く分泌されるが、男性にも少ないが存在する。分娩時に子宮を収縮させたり、乳腺の筋線維を収縮させて乳汁分泌を促したりする。陣痛が起こらない場合に使用する陣痛促進剤の一つはオキシトシン製剤である。

第2章 摂食障害はなぜ起こるのか──異なる発症要因

 子どもの心理発達と思春期の発達課題とはどのようなものですか。

主体性の確立

 思春期に性ホルモンの分泌が活発化すると、「親への安全な依存と保護」と「親から独立した自由」との間で揺れながら、新しい親子の距離を模索します。

● フロイトのヒステリー研究

　フロイトはヒステリーの研究を通じて「心理発達は快楽を求める本能衝動の変遷」とし、口唇期、肛門期、エディプス期、潜伏期、性器期に分けます。以下は私が患者さんやご家族に説明するためにまとめたものです。

・口唇期（生後〜1歳半頃）

　乳児の快楽の中心は空腹を満たしてくれる乳房や哺乳瓶が唇に触れると同時に満腹感を得ることです。本能的に"快を求めて不快を避ける"という快楽原則を生きる乳児は「こころの構造論」（Q6参照）で言えばエスがこころの大半を占めています。これに対して養育者が献身的に世話をし"抱えること（holding）"で、乳児期に基本的信頼感を獲得することができます。

・肛門期（1歳半〜4歳頃）

　生れた時は肛門や膀胱に便や尿が溜まるといつでもどこでも自由に

77

排出します。しかし２歳以降は便意を感じると便器に行くまで我慢すると母親に褒めてもらえるという外的な制約や事情、"現実原則"を取り入れるようになります。いわゆる"しつけ"である現実原則が優勢になることに抵抗する様子が第一反抗期（イヤイヤ期）です。第一反抗期は養育者側が押し勝ち、子どもが成長して自ら正しい判断が下せるようになるまで大人の規制に沿って生きることで決着します。

　この時期は「こころの構造論」でいえばエスより超自我が優勢な時期で、自ら判断する自我はまだ幼く表面には出ていません（ただし、ある種の発達障害を持つ子どもではこの時期から衝動性が強く「ずっと反抗期のまま」という場合もあります）。

・エディプス期（４～６歳頃）

　エディプス期は"男根期"とも言い、子どもは性器による性別の違いに気付き、男児なら母親、女児なら父親を特別な愛情対象とします。男児の場合、父親との間で母を取り合うライバル意識を抱きますが、相手が強いため母親を諦め、「僕はパパのようになりたいんだ」と父親に自分を似せることで処罰される不安から逃れます。

・潜伏期（６～11、12歳頃）

　エディプス期の後、５、６年は性にまつわる欲動が無くなったかのように影を潜めた平和な時期で児童期と重なります。主に同性の仲間との交流を通して人間関係を円滑に維持する能力である"社会性"を発達させます。

・性器期（13歳以降）

　この段階は性ホルモンの分泌が活発化し、二次性徴が起こる思春期

とほぼ重なります。再び異性への興味が高まりますが、それは異性の親ではなく同世代の異性となります。身体的に女子では女性ホルモン（エストロゲン、プロゲステロン）は初潮の2、3年前から分泌が徐々に増加します。性ホルモンは視床下部の指示を受けた脳下垂体から分泌される性腺刺激ホルモン（LH、FSH）により活性化された卵巣や子宮、精巣から分泌され、生殖器官の成熟を促します。ところが最近の研究では性ホルモンは脳へも作用し、神経の配線の変更を活発化することがわかってきました。つまり、性衝動の賦活だけではなく、自立心・独立心を高め、自己主張を強める働きを持つと考えられます。

● 思春期の発達課題（主体性の確立）

性ホルモンの分泌が活発になると、野生動物は近親婚を避けるべく巣立ちをして、新たな家族を探します。ヒトの場合、12歳前後では経済的な自立ができないため、親との同居を続けざるを得ませんが、進路選択や洋服の趣味、同性・異性の友人などいろいろな選択の機会が訪れます。親の意向や親から植え付けられた価値基準に沿っていれば、経済面を含めた協力が得られます。しかし、それでは自分が独立した存在であることに確信が持てないため、あえて親の意向にあまのじゃくな道、自分で考えても損な方の道を選ぶかどうか迷います。

例えるなら、植民地が独立するかどうかで、国内世論を二分するように、容易に選べない葛藤状態（独立依存葛藤）に置かれます。親から独立した後、孤独が待つだけでは持ちこたえられないため、同世代のグループへの所属感が必要となります。

"若気の至り"や"若いうちの苦労は買ってでもしろ"というのは親の意向から離れて、主体的に選択して生きること、すなわち"主体性の確立"のために通らなければならない試練（通過儀礼）です。

コラム ギリシアの戯曲『エディプス王』の悲劇

　古代ギリシアのライオス王は、「生まれてきた子はお前を殺す」という神託を受け、乳児を森に捨てるように命じますが、かわいそうに思った家臣は密かに子どものない別の国の王の養子としました。

　乳児はエディプスと名付けられ、大人になって旅に出ます。旅先で喧嘩になった相手を実父と知らずに殺してしまいます。その後、生まれ故郷にたどり着いたエディプスは町を脅かしていた魔物スフィンクスを追い払った功績で王となり、そうと知らずに実母と結婚してしまいます。その結果、町に疫病が流行しました。

　神託により疫病の原因はエディプスが実父を殺し、実母と結婚した報いだと知り、実母は自殺しエディプスは実母の形見のブローチで両目をえぐって盲目となり放浪の旅に出るという戯曲です。

　これが「多くの子どもが"異性"の親に恋焦がれる心理状態」と似ているため、エディプス・コンプレックスやエディプス期と名付けられています。

第2章 摂食障害はなぜ起こるのか──異なる発症要因

 発症前の性格や対人関係に特徴はありますか。

病前適応の類型

 発症前に周囲の評価を求めて頑張る"過剰適応型"が摂食障害の約半分を占めます。その他に"受動型"や"衝動型"などがあり、治療方針は全く異なります。

● 不登校と摂食障害

　摂食障害になった人が発症前にどのような性格傾向や対人交流をしていたか（病前適応）によって、治療方針は大きく違います。病前適応の分類については不登校の臨床に長年携わってこられた齊藤万比古(さいとうかずひこ)先生の「不登校の下位分類」が摂食障害の場合にも当てはまる点が多く、私は摂食障害に合わせて少し改変して使っています。不登校でも摂食障害でも、発症過程において、仲間関係の構築と主体性の形成過程の行き詰まりが関係しています。

　「病前適応の類型」の４類型に患者の約８割が当てはまりました。また、過剰適応型、受動型、そして受動攻撃型の３つは病前の集団適応にほぼ問題ないのに対して、衝動型では同世代の集団になじめず孤立しがちです。約２割は４類型に分類できませんが、部分的に複合したタイプなので類型化できないということです。

● 過剰適応型

　摂食障害全体の半分を占める最も多い類型です。「相手の意図を読

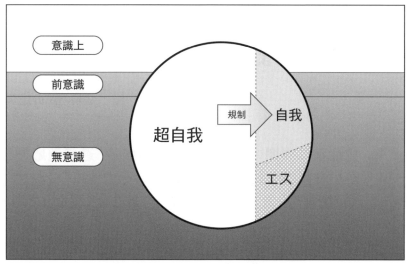

図2−6　超自我が優勢な"過剰適応型"

み取る能力」に優れており、かつ、それを実行できる「知的能力、運動能力」にも優れています。家庭・学校で大人や他児の意向に合わせる傾向が強く、自分の欲求や疲れに気付かないか抑え込む生き方をしています。精神分析的な構造論にあえて当てはめると、図2−6のように超自我が優勢で本能衝動は小さくなっており、バランスを取る自我も控えているというイメージです。

　乳幼児期から「手のかからない良い子」と表現されることが多く、学童期は成績優秀、同級生や教師の信頼も厚いが、自分が困った時に他人を頼ることはせずに踏ん張ります。

　思春期に他児が自己主張を強める中で、自分は周囲との意見対立を避けるために主体的な意思を無意識に押し込める存在であることに気付いていません。その結果、将来の方向を探る作業（アイデンティティの確立）は停滞し、周囲の期待に沿い続けます。高い能力のために学

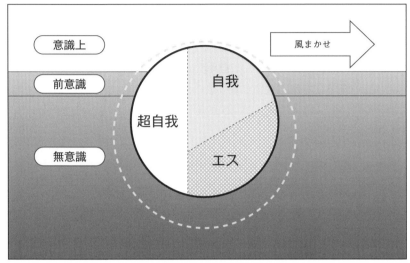

図2-7　周囲の状況に合わせて風まかせの"受動型"

業や習い事で好成績を上げて挫折体験は少なく、周囲の大人や仲間との一体感を失わないために過度に気を遣っています。

　このように自分の心身の疲れを無視して過度な頑張り状態に加えて、何かの目標が達せられずに挫折を体験すると、自尊心の傷付きに持ちこたえられません。そんな時、「ダイエットが上手くできない」という他児や、やせて注目を浴びている他児を見かけると、挫折から目を逸らすためにダイエットへと没頭するのです。

　しかし体重が減った時の達成感は一時的なもので、本来の生き辛さである「頑張りの調整ができないこと、こころの奥が望んでいる自分像がつかめないこと」は少しも減りません。その結果、生命が危険な状態に近付いていることに自分でも気付きながらも自暴自棄的に減量を続けるしかない状況に陥ってしまうのです。

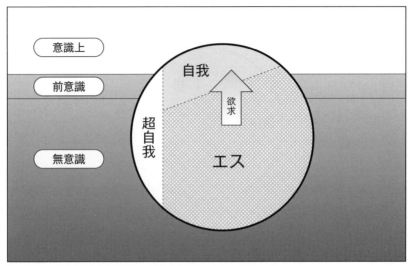

図2-8　エスが優勢な"衝動統制未熟型"

● 受動型

　摂食障害全体の2割を占める類型です。受動型と受動攻撃型は病前の様子はほぼ共通していますが治療や働きかけに対する反応の違いで分けます。

　発達素因として定型発達でも自閉スペクトラム症でも起こります。精神分析的な構造論に私があえて当てはめると、図2-7のように、自我、超自我、エスのすべてが萎縮して小さく、周囲の勢いに圧倒されて状況の動きに受身的な生き方をしています。入園・入学などの当初から受動的な場合と、高学年で急に萎縮し消極的になる場合があります。家庭内でも、おとなしいタイプと、家庭内では自己主張できる"内弁慶"のタイプがいます。

　当初は「やせたい」意識が本人にはなく、不安障害や気分障害を伴う嘔気・食欲不振から始まることが多く、途中から「食べないこと」

が周囲との関係調整に使えることを知ると、やせ願望が顕在化することもあります。

● 受動攻撃型

発症前は過剰適応型、または、受動型に見えますが、発症後の周囲の働きかけに対する反応に「受け身ではない」という点が異なります。食事や安静を勧められても沈黙や無視という形で秘めた反抗や怒りを表現します。

食事指導や説得が無効で、自暴自棄的に「やせ希求」を貫きます。これは生育歴において親が過保護、過干渉であったため、幼少時から能動的な意欲の芽が育たず、屈折した形での自己主張と考えられます。

● 衝動型

摂食障害全体の約1割を占める類型で、生まれつき何らかの発達特性を持つことが多い類型です。発症前から衝動性や攻撃性が高い、あるいは、統制機能が未熟か、あるいは、他者の気持ちを理解する能力が未熟などのため、同世代の仲間集団と同じ行動が取れません（図2-8）。

そのために仲間集団から排除され、孤立し自信を失い苛立ちを募らせて、生き辛くなります。生き辛さへの苛立ちを「食べないこと」や「食べ吐きをすること」で表現するようになります。さらには「食行動の異常」の結果、周囲が患者さんに合わせようとすると、操作的で演技的な面が強くなることもあります。

強迫性障害と摂食障害は関係があるのですか。

不安を耐え凌ぐ手段

 "強迫"とは不安を別のものにすり替えて耐え凌ぐためのシステムです。強迫観念や強迫行為が食べ物に向けられたものが摂食障害なのです。

● "こだわり"

　強迫とは「強く差し迫る」考えや行動のことで、"こだわり"と同じ意味で、他人を脅して金品を巻き上げる"脅迫"とは違います。強迫には健康な心理現象として役に立つものと病的で生活に支障が出る強迫観念・強迫行為があります。

　強迫観念とは、頭から離れない考えのことで、何度も想起されて他の思考を邪魔してしまうものです。強迫行為とは、強迫観念から生まれた考えに沿った行為のことです。

　"強迫"に関連した疾患には、強迫性障害（手洗い強迫、確認強迫）、摂食障害、ためこみ症（ゴミでも捨てられない）、皮膚むしり症、抜毛症、醜形恐怖症などがあります。拒食症の精神病理では強迫群が半数を占めます。

● 健康な強迫

　大事な試験や試合で「上手くやれるだろうか」という不安は誰しも抱きます。緊張し過ぎると実力を出せずに不本意な結果に終わること

第2章 摂食障害はなぜ起こるのか──異なる発症要因

表2-6 不安のすり替え方法

	方 法	結 果
健康な強迫	お守り、験を担ぐ、縁起を担ぐ	実力を発揮できる
病的な強迫	不安を手が汚れている事にすり替え、何度も手を洗う	強迫性障害
	不安を体型や摂取量、食べる順番にすり替え、食べ方にこだわる	摂食障害

もあるでしょう。そんな時に不安を和らげるために人はお守りや"験^{げん}を担ぐ（縁起を担ぐ）"ことをします。

縁起を担ぐとは、以前に良い結果が出た時と同じことをして、良い結果を求めることです。「このお守りを持っていれば大丈夫」とか、「電車の2両目に乗った時に成績が良かったから今日もそうする」などは適度な緊張と集中力をもたらすために役立ちます（表2-6）。

● **病的な強迫**

達成目標と実力の差が大きくてこころの奥から失敗する不安を拭い去れない場合どうなるでしょうか？

お守り一つでは不安な受験生は毎週末に泊りがけで全国各地の学業成就のお守りを買いに行き、結果的に勉強時間が減ってしまいます。試験当日に「電車は2両目、3つ目のドアから乗車し、5つ目のつり革につかまる。前の座席には赤い服を着た女性が座っていなければ縁起が悪い」となると、完璧な条件が揃うまでホームで何台も電車を見送らなければなりません。

このように度を過ぎた完璧主義は成功確率を下げてしまいます。もっとも失敗後の責任転嫁ができるという意味では自分の価値が落ち

87

たことを認めないで済むという効果はありますが、失敗の事実はなくなりません。

● 自我違和感と自我親和感

心理的な意味での"強迫"とは、自分でも意味も根拠もないとわかっていても頭から離れない「強迫観念」や、わかっていながら何度も同じ行為を繰り返さずにはいられない「強迫行為」というものです。日常生活にも影響があるため、自分自身でも"強迫"の存在をなくしたい、「やめたいのに、やめられない」という状況を"自我違和的"と言います。

たとえば、不潔だと思う気持ちを流せずに何度も手を洗う行為、大丈夫と思っても戸締りやガス栓の締め忘れが気になる、時間割があっているかなど何度も確認せずにはいられないという状態です。そんな時、強制的に反復を止めてあげる（たとえば水道の元栓を締める）とホッとして楽になります。

一方、周りの人からは強迫行為に見えていても、本人は苦痛に感じておらず、その反復によって安心感を得ており、強制的に止められるとイライラが強くなる場合を"自我親和的"と言い、これは自閉スペクトラム症による強迫に特徴的です。

ただし、定型発達の拒食症の場合でも食べ方へのこだわりが最初は自我親和的で、後で「食べ物へのこだわりを捨てたいのに捨てられない」という自我違和的に変わっていくこともあります（表2－6）。

第2章　摂食障害はなぜ起こるのか――異なる発症要因

自閉スペクトラム症（ASD）や注意欠如多動症（AD/HD）などの発達特性は摂食障害の発症に関係があるのですか。

情緒的交流の困難さ

摂食障害の患者さんの2、3割が"生まれつきの発達特性"を持っています。自閉スペクトラム症や注意欠如多動症などがある場合、治療的な子育てが大切になります。

● ASDは他人事ではない

　生まれつきの発達特性（素因）と言っても両親、祖父母から受け継いだ遺伝子だけで決まる訳ではありません。遺伝子が束になったものが染色体で、ヒトでは男性が常染色体22本×2と性染色体XY、女性が常染色体22本×2と性染色体XXの46本を持っています。染色体はすべて2ペアずつありますが、実際に発現（遺伝子が設計図として使用されている事）しているのは、2本ともだったり、片方だったり、どちらも休眠していたりします。したがって、子どもが親と似ていないことは珍しくありません。同様に、同じ遺伝子を持つ一卵性双生児でも、胎生期にどの遺伝子を身体の設計に使うかにより素因も違ってきます。

　最近の研究では自閉スペクトラム症（ASD）や注意欠如多動症（AD/HD）などに関係する遺伝子の候補が100以上あることがわかっています。そして、人は誰でもそのいくつかを遺伝子の中に持っていて、いくつかが同時に発現すると発達上の素因が出てくると推定されます。また、高機能のASDは大人になっても発見されていない（診断を受け

89

たことがない）人がたくさんいることは事実です。子どもの場合も、薄いASDの場合は小学校入学まで明らかな問題がなく、心身症や不登校、摂食障害を発症した結果、発達素因に気付かれるケースが少なくありません。大人の場合も同様に仕事関係、夫婦関係はもちろん、子どもを育てる体験を通じて初めてASDの素因が足かせとなり上手くいかないために、相談機関や医療機関で気付かれることも少なくないのです。

さらに診断基準以下でもASD傾向を部分的に持つ人はもっといます。ASDは病気があるかどうか「白黒はっきりしたもの」ではなく、ASD傾向は身長が高い人から低い人まで連続するように、連続的に変化するもの（スペクトラム：連続体）という概念なのです。

私見ですが私は世の中の半分は薄いASDで、3割は薄いAD／HDだと思っています。ただ、その特性が成長の過程で社会生活上の困難を引き起こさない程度にコントロールができるようになる人が多いのだと思います。「ひと皮むけば、誰でもボロが出る」というものです。

● 自閉スペクトラム症と統合失調症

1943年にアメリカの児童精神科医レオ・カナー（注1）は統合失調症の症状の一つ「人との関わりを避けて自分の中に閉じこもる」状態を「自閉」という言葉を用い、「幼児自閉症」と名付けました。カナー自身は自閉症を統合失調症が幼児期に発症したものと考えていましたが、実際は生まれつきの脳機能の問題であることが確定しました。そして翌年の1944年、オーストリアの小児科医ハンス・アスペルガー（注2）が、知的レベルの高い自閉症を報告しました（後に高機能自閉症と呼ばれた）。

最近のポジトロン断層法（PET）を用いた脳画像研究では自閉スペ

第2章　摂食障害はなぜ起こるのか──異なる発症要因

クトラム症と統合失調症に共通して脳の白質（電気信号を伝える電線と電柱に相当するグリア細胞）の活動が定型発達の健常者に比べて高いことがわかっています。原因は違いますが、似たような症状が起こっていたのは同じ部分（大脳白質）に異常があったからです。別の研究では、0歳から1歳児の脳内で不必要な神経シナプスが刈り込まれることで電気信号の流れがスムーズになることと、自閉症児の脳内ではその刈り込みが足りないことがわかっています。

表2-7　自閉スペクトラム症の特徴
（DSM-5の診断基準を容易な日本語に意訳）

	人とのコミュニケーションや交流が不得意
A	1）人との距離感がわからない（馴れ馴れしい、よそよそしい）。人の気持ちを思いやることが不得手。抑揚が乏しい話し方で相手に気持ちが伝わりにくい。
	2）場の空気を読めない、暗黙の了解や阿吽（あうん）の呼吸がわからない。目で合図することや、身振り手振りの意味がわからない。
	3）人と同じ気持ちを分かち合うことが苦手。友人を作ることやグループに所属することが苦手（一人でいることを好む）。
	場面に応じた柔軟な対応ができず、自分のこだわりを貫く傾向
B	1）同じフレーズや身体の動きを繰り返す。
	2）習慣や儀式的行動に頑なにこだわる。
	3）一般的には価値のないものを収集する。
	4）感覚刺激に対して、過敏過ぎたり、鈍感過ぎたりする。
C	A，Bの症状は幼児期から存在する（ただし、症状が問題化するのは学童期から成人期）。
D	A，Bの症状により学校や職場、家族との関係に障害を起こしている（それなりに生活できて、周囲も困っていない場合は診断に至らない）。

91

● 自閉スペクトラム症（ASD）の診断基準

　以前の診断基準（ICD-10やDSM-Ⅳ）では自閉症（自閉性障害）、アスペルガー障害（高機能自閉症）、広汎性発達障害などと症状の程度で違う診断をされていました。2013年にアメリカ精神医学会によるDSM-5（表2-7）が発表されてから、症状の程度の差にかかわらずまとめて"自閉スペクトラム症"という診断名になりました。また、自閉スペクトラム症（ASD）と注意欠如多動症（AD/HD）の両方の診断を持つこと（重複診断）が認められるようになりました。

● 自閉スペクトラム症（ASD）の病型

　自閉スペクトラム症（ASD）には、表2-8のように3つの病型があります。

表2-8　ASDの3つの病型

孤立型	・人に興味を示さず、まるで相手が物であるかのようにふるまう。 ・他者に気持ちがあるということがわからずに無愛想な態度をとる。 ・知的障害を伴う自閉症児に典型で、3歳頃から診断される。
受動型	・自分からは人に関わらないが、周囲からの誘いや関わりには従順に従う。 ・「嫌」と言えずに無理をしてしまう結果、ストレスを溜めていることが多い。 ・対人的な問題を起こさないので、"おとなしい子"と思われている小学3、4年生頃の同世代グループの形成に加われずに心身症や不登校などが表面化してくることがある。 ・社会的な問題が起こりにくい反面、思春期や成人になるまで診断されずにいることも多い。
積極奇異型	・自分から人に積極的に（馴れ馴れしいぐらいに）関わっていくが、相手の気持ちや事情を考慮することができない。 ・自分の話したいことを一方的に話し続ける。 ・知的には正常のことが多いが、関わりの奇妙さから幼稚園や小学校低学年になるとAD／HDと間違えられやすい。

第2章　摂食障害はなぜ起こるのか──異なる発症要因

● 学校生活での問題点

　総合的な知能指数は正常範囲でも、各種の能力にばらつきがあることが多く、非常に得意なことと不得意なことがはっきりしていて、時には学習障害を合併します。作文・感想文を書くことや国語の読解問題（登場人物の気持ちなどの理解）が苦手です。また、手先が不器用だったり、動作がぎこちなかったり、縄とびやボール運動などが上手くできなかったりすることもあります。

コラム “発達特性”は「ウミガメ」と「陸亀」の違い

　発達障害の“害”は当て字であり、「発達障碍」や「発達障がい」（あえてひらがな）で表記するのが適正だという風潮があります。しかし、私には“発達特性”という言葉が最もしっくりときます。生物は“種”として多様性を持っており、いろいろな発達特性や性格特性が種全体として多様な遺伝子を貯金しています（遺伝子プール）。ちなみに子どもは性格がまだ固定しておらず、生まれ持った脳の発達特性の影響が大きいのです。いろいろな発達特性の人がいることで、環境変化に対して誰かが（どれかの特性が）生き残ることができるのです。

　いろいろな発達特性が混在するヒトという種の中では「定型発達」が多数派です。定型発達とは言いますが、定型発達らしく振る舞うことができる程度も多様です。ヒトは互いに合わせあい協調することで群れを作り、社会を形成して地球

93

環境に適応してきました。社会を形成するには多数派の「"社会性"をもつ定型発達」が有利で、少数派の自閉スペクトラム症（ASD）が住みづらいことは事実です。

　自閉スペクトラム症という"発達特性"は目に見えません。これを目に見える違いがあるウミガメと陸亀にたとえて考えてみてください。ウミガメは手足は大きく平らなヒレ状のため、島から島に海を泳ぎ渡るには有利です。

　さて、ウミガメ一家に手足が象の足に似た陸亀の子が一人生まれたとします。親ガメの後に続いて海を渡る時、自分では泳いでいるつもりで手足をばたつかせますがなかなか前に進みません。

　しかし、もし海が干上がってしまったら、陸亀の方が早く歩けるために有利となり、陸亀が多数派となるでしょう。今は少数派の陸亀ですが、泳ぐ時だけ着脱式の足ひれを義足のようにつけることで"社会という海"を渡ることができるので、それぞれに合った装具を考えていけばよいと思います。

注1　レオ・カナー（Leo Kanner：1894〜1981）
　　　オーストリア系アメリカ人。精神科医。「児童精神医学」という分野を確立した。論文「情緒的交流の自閉的障害」は、自閉症研究の基本。ただ、この論文は、「カナー型自閉」という言葉を生み、同時代のアスペルガーとは対照的。

注2　ハンス・アスペルガー（Hans Asperger：1906〜1980）
　　　オーストリアの小児科医。1944年、「アスペルガー症候群」の最初の定義を著わした。ナチスの障害者への迫害が、彼の思想・学問の根底にある。カナーに比べ、考え方はポジティヴ。

第2章　摂食障害はなぜ起こるのか——異なる発症要因

うつ病やうつ状態と摂食障害は関係があるのですか。

不安が蓄積したうつ病

不安や憂うつは脳の視床下部と扁桃体で起こりますが、視床下部には食欲中枢・満腹中枢もあるため、気持ちと食欲は強く結び付いています。

● うつ病とは

　以前はうつ病を"内因性のうつ"と"心因性うつ"に区別していました。"内因性のうつ"とは老化などにより脳が何かと悪い方に考える状態になっているもの（脳というハードの異常）で、抗うつ薬が治療の主役とされました。一方、"心因性うつ"は心理社会的な原因のために抑うつ状態となっており、環境療法や心理療法が治療の主役とされていました。1980年にアメリカ精神医学会が作成した診断基準DSM-Ⅲ以降、この両者を含めてうつ病（大うつ病性障害）と診断するようになりました。

　2005年のアメリカでの調査では一生のうちにうつ病になる人は13.23パーセントで6、7人に1人という割合ですから、稀な病気ではないことが明らかになりました。また、女性が男性の2倍発症しやすい傾向があります。大人のうつ病は、「抑うつ気分、喜びや興味の減退、食欲の変化（食欲減退、または過食）、睡眠の異常（不眠、または過眠）、疲労感と気力の減退、自分への無価値感や罪悪感、思考力や集中力の減退による決断困難、死ぬことを考えたり実行したりする、などがほ

95

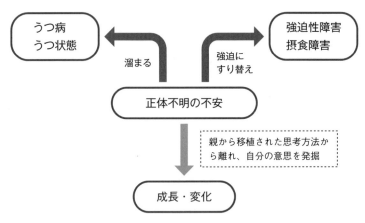

図2−9　不安・うつ・強迫の関係

とんど毎日あるために、社会的、職業的生活に支障がある」ことで診断されます（DSM-5の診断基準）。大人においてうつ病になりやすい病前性格は「真面目、完璧主義、頑張り屋、よく人に気を遣う」などで、これを"メランコリー型性格"と言います。これは"強迫"の一種である拒食症と共通する所がたくさんあります。

● うつ病と強迫神経症

　うつと強迫は1枚の紙の表と裏を見ているようなものです。つまり、度重なる不安に対して、こころを守るために反復する行為（強迫行為）や拭い去れない考え（強迫観念）でその都度ブロックしているのが"強迫"で、ブロックせずにダメージが蓄積してこころが疲弊し倒れこんでしまった状態が"うつ"です（図2−9）。

● 子どものうつ病

　昔は「うつ病は会社や人間関係のストレスがある大人がなるもの」で、

「何かあっても子どもにストレスはない」などと言われていました。しかし、DSM-Ⅲ以降、診断基準に当てはまる子どもが決して少なくないことがわかってきました。子どもでは抑うつが表情や言葉に表わされることが少なく、身体症状（心身症や倦怠感）や行動の症状（不登校、摂食障害、抜毛）として表現されます。

　子どものうつ病に関するいろいろな調査には差があるものの、12歳未満の有病率は0.5〜2.5パーセント、12歳から17歳では2〜8パーセントでした。児童精神科医の傳田健三先生の調査では「不登校児のほとんどがうつ病の診断を満たす」、「中学生を対象とした自己記入式抑うつ評価尺度では22.8パーセントにうつ病の可能性がある」と示されました。

● うつ病に伴う食欲不振

　動物は本能的な衝動として、生き残るために食物を探し出して食べる食欲や、疲れたら休息するという睡眠欲、子孫を残すための性欲を持っています。本能的衝動や不安・憂うつなどの感情は視床下部や扁桃体で生成されますが、同じ場所に食欲中枢・満腹中枢もあります。そのため、こころが不安やうつ状態となった時、食欲もなくなる（食欲不振）ことは誰しもよく経験します（稀にうつ状態で"やけ食い"として食欲が亢進する人もいます）。厳密には精神科の診断基準でうつ病の診断がつけば、摂食障害とは呼びません。

　しかし、食欲不振で小児科を受診する子どもは少なくないため、小児心身医学会の摂食障害ワーキンググループでは鑑別診断から子どもの摂食障害の分類の中に「うつによる食不振」を含めています。子どものうつ病はちょっと診ただけではわからず、「胃腸炎でしょう」と言われて整腸剤を出されるのが関の山です。ただ、子どもに抗うつ薬

を使用するのには躊躇があります。子どものうつ病では抗うつ薬よりも先に環境調整が大切、かつ有効です。

　一方で活気が少なく、食欲もない子どもにはストレス性胃炎や軽いうつ病に有効なスルピリドがあり、早期ならば十分効果があります。重症例では子どもへの心理療法（遊戯療法や箱庭療法など）と親へのガイダンス面接、さらには副作用の少ない新型の抗うつ薬（SSRI・SNRI）も検討されます。

コラム　新しい抗うつ薬（SSRI・SNRI）

　うつ病の治療として薬物療法や心理療法、環境調整があります。環境調整は医師の仕事で家族への病状説明、仕事や学校を休ませる診断書の作成、さらに家にいても落ち着かなければ精神的な刺激を避ける療養入院などがあります。心理療法を医師が行うことは稀でほとんどは心理士に依頼されます（心理療法の訓練を受けている医師は非常に少ないのです）。薬物療法として、不眠症には睡眠導入剤、不安には抗不安薬、抑うつには抗うつ薬が処方されます。不安や抑うつに関連する神経伝達物質にセロトニンやノルアドレナリンが知られており、それらが減少すると不安や緊張、うつ状態が引き起こされると考えられていて（うつ病のモノアミン仮説）、抗うつ薬はセロトニンやノルアドレナリンを増やす作用があります。

　抗ヒスタミン剤（鼻汁やアレルギーを押さえる薬）として開発されたイミプラミン（現在は三環系抗うつ薬に分類されている）にはうつ病に効果があることが偶然発見され、三環系抗うつ

薬、四環系抗うつ薬の開発が進み、日本では1959年からイミプラミンが発売されています。ただし、三環系抗うつ薬には副作用として低血圧、めまい、不整脈、便秘、眠気、口の渇き、など様々なものがあるため内服に抵抗が大きく、特に高齢者には処方しにくいものでした。

　その後、欧米では副作用の少ない新しい抗うつ薬であるセロトニン再取り込み阻害薬（以下、SSRIと略す）、セロトニン・ノルアドレナリン再取り込み阻害薬（以下、SNRIと略す）が開発され、1988年にフルオキセチンが発売されるとまもなくうつ病の治療薬として最も使われる薬となりました。日本では欧米に10年遅れて1999年にSSRIの一種であるフルボキサミンが発売されましたが、副作用が少ないことからすぐに三環系抗うつ薬より多く処方される薬となりました。

　現在、SSRIとSNRIはうつ病、強迫神経症、パニック障害（過換気症候群）、社会不安障害（対人恐怖症、引きこもり）の患者さんに適応があり使用されています。ただし、日本では18歳未満の患者さんに対しては年齢面で適応外使用となります。"適応外使用"とは厚生労働省が小児への安全確認を行っていないということで、処方や内服が禁止されている訳ではありません。医師と保護者が効果を期待できると判断すれば使用可能です。ただし、もし副作用が起こっても国から補償は得られないという意味です。SSRI・SNRIの現状としては、児童精神科や小児科で使い慣れた医師の指導のもとに多くのお子さんに使用されており、重大な副作用は起こっていません。

不登校と摂食障害とは関係があるのですか。

不登校を選べなかった拒食症

 頑張り過ぎて倒れるまで登校する拒食症は回復期に不登校を通ります。先に不登校になり家にいても辛い人はさらに拒食症にもなります。

● 不登校が先か、摂食障害が先か

　不登校については繰り返しになりますが、児童精神科医の齊藤万比古先生がまとめられた「不登校の下位分類」（過剰適応型、受動型、受動攻撃型、衝動統制未熟型）があり、それを応用して小児心身医学会の摂食障害ワーキンググループでは摂食障害の病前適応の類型を作成しています（Q９参照）。不登校と摂食障害のどちらが先か、順序の違いで精神病理が異なります。

● 摂食障害が先で、回復期に不登校になるケース

　完璧主義で何事にも頑張り過ぎる優等生が、息切れして不登校になる場合があります。俗に"優等生の息切れタイプ"の不登校と呼び、不登校の下位分類でも"過剰適応型"と呼ばれています。しかし、不登校は周囲の評価が下がるため、強い頭痛や腹痛、起床困難を伴って初めて欠席（休息）することができるのです。一方、頑張り過ぎて息切れしても勉強の遅れや皆勤賞を気にして不登校を選べない人は、①意図的ダイエットで頑張りどころを追加する"拒食症"、②うつ状態

から食欲不振で体重が減る"食物回避性情緒障害"になります。拒食症になる人はアイドルやタレントになりたい訳でもないのに、周囲の評価が上がる"スリムな体型"を目標にして頑張ります。

　また、他児より楽をすることを嫌うため、体育や部活を休むように勧められても拒否し、歩けなくなるまで登校を続けます。そして歩けないほどやせてしまい、医師と養育者の判断で入院となって初めて、自らゆるんだのではなく「ここまで頑張った結果なのでやむを得ない」と欠席、不登校を受け入れることができるのです。

　退院後に再発しない人は、以前の完璧主義が鳴りを静め、ゆったりと過ごす体験をし、医師から許可が下りて登校を始めても、休みがちとなることが多く、この不登校状態は以前の頑張っていた自分に戻ることを恐れて学校から距離を置くためと考えられます。生き辛さが楽になり、再発しないケースのほとんどは不登校、または、登校してもほとんど勉強しない時期を通ります。

　精神分析家で摂食障害の臨床に取り組んでこられた松木邦裕先生は「不登校にならない摂食障害は治ってない」と言います。実際、退院後、以前のように頑張りを再開する人は拒食症を再発することが多くあります。

● **不登校が原因で摂食障害になるケース**

　不登校の始まりが「登校したくない」という明確な拒否（登校拒否）で始まることはほとんどありません。多くの場合、風邪や胃腸炎、起立性調節障害による頭痛、過敏性腸症候群による腹痛を契機に休みだし、長期化します。

　欠席で体験したこころの楽さから、学校に疲れていたことにこころが気付き、頭では登校しなければと思ってもこころがブレーキとなり

101

ます。「登校しなければ」という考えと、「登校したくない」という気持ちが衝突し、折り合いが難しい時の仲裁案が、「身体の症状のために登校できない」というものなのです。調査によれば不登校児の7、8割は身体症状を持っています。

　不登校の開始前の“不登校準備段階”では過剰適応型は頑張り過ぎて息切れし、受動型や衝動統制未熟型で心理的な独立の停滞や同世代集団になじめないことに疲れています。身体症状や夏休みを契機とした“不登校開始期段階”では親子間で「登校する・しない」のせめぎ合いが起こり、本人の身体症状も強くなります。

　やがて周囲が「しばらく登校できそうにない」と受け入れると、登校での疲れに対する冷却期間である“引きこもり段階”となります。このひきこもり段階が半年以上続くこともあり、しびれを切らした大人が強い登校刺激をかけるとうつ状態から食欲が低下し“食物回避性情緒障害”となります。

● 不登校と摂食障害が同時に起こるケース

　幼児や小学1、2年生にみられる“分離不安型不登校”では幼稚園や学校に「行きたくない」と言います。それでも登校させられると、食欲が無くなり「給食が食べられない」状態になることが多く、結果的に昼までで早退となります。午前登校を続けているとさらに朝食も食べられなくなり、休ませるしかなくなり不登校状態になります。

第3章

いろいろな摂食障害

―― 見立てのしるべ

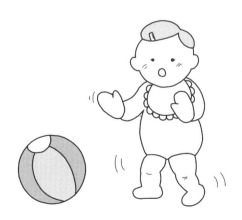

どうして"拒食症"には「思春期やせ症」「神経性食思不振症」「神経性やせ症」など、いろいろな呼び方があるのですか。

名称と診断基準の変遷

 本書では"拒食症"という呼称を主に用いていますが、診断基準が変わるたびに、思春期やせ症、神経性食思不振症、神経性無食欲症、神経性やせ症と変遷しています。

● 思春期やせ症から神経性やせ症へ

1874年にイギリスの医師ウィリアム・ガル（注1）が「Anorexia Nervosa」（以下、ANと表記）と名付けて以降、実は英語の病名表記は変わっていません。しかし、日本語の訳語としては新しい診断分類や診断基準が発行されるたびに移り変わってきました。

ヒルデ・ブルック（注2）の著書の翻訳である『思春期やせ症の謎』からしばらくは"思春期やせ症"が使われていました。次いで1990年の厚生労働省研究班の診断基準で採用されたのは"神経性食思不振症"、同じく1990年のICD-10（国際疾病分類第10版）の翻訳では"神経性無食欲症"が並行して使われていました。

2013年のDSM-5の翻訳版から"神経性やせ症"が使われています。また、どこまでを拒食症と診断するかの基準が少しずつ異なり、病名は変わりますが、すべて"拒食症"のことです。最新の正式な病名は"神経性やせ症"となっています。以下に、名称の変遷と診断基準（抜粋し、容易な日本語に変換したもの）を記載します。

第3章　いろいろな摂食障害——見立てのしるべ

┌─ **神経性無食欲症　ICD-10**（1990年：世界保健機関　WHO）──────

（a）期待される体重の−15％以下、または、ボディマス指数（BMI）が17.5以下。前思春期の場合、成長期に増えるべき体重が増えない。

（b）体重減少を引き起こす行為として、「太る食物」を避けること、自己誘発嘔吐、下剤の自発的使用、過度の運動、食欲減退剤や利尿剤の使用、などのうち1つ以上が存在する。

（c）肥満恐怖が存在し、ぬぐい去りがたい観念としてのボディイメージの歪みが存在する（自分の体重の許容限度を低く決めている）。

（d）内分泌障害：女性では無月経、男性では性欲・性的能力の減退。

（e）思春期前の発症であれば、身長増加の加速、乳房の発達、初潮など、思春期に起こるべき身体の変化が起こらない。

┌─ **神経性食欲不振症、中枢性摂食異常症に関する調査研究班**（1990年：厚生省）─

（a）標準体重の−20％以上のやせ。

（b）食行動の異常（不食、大食、隠れ食い、など）。

（c）体重や体形についての歪んだ認識（体重増加に対する極端な恐怖など）。

（d）発症年齢：30歳以下。

（e）（女性ならば）無月経。

（f）やせの原因として考えられる器質性疾患がない。

105

> **神経性無食欲症　DSM-Ⅳ**（1994年：アメリカ精神医学会）
>
> （a）正常体重を維持する事を拒否（正常体重の85％以下の体重減少、または成長期に体重増加がない）。
>
> （b）肥満恐怖。
>
> （c）ボディイメージの障害：認知のゆがみ（低体重であることの否認。体重や体形が自己評価の大きな部分を占める）。
>
> （d）無月経（月経周期が連続して3回以上欠如する）。

　しかし、DSM-ⅣにおけるANの診断基準については「85パーセントで仕切ることや月経の有無で判別することに意味があるのか」という懐疑的な意見が多くありました。つまり、たとえ「正常体重の85パーセント以上」であっても、一時的に「無月経」でなくなったとしても、精神的な病理として「やせ願望」があり、「やせていない現在の自分は価値がないという自己評価の低さ」がある患者はANと分類するのがふさわしいということです。また「無月経」については正常体重の過食症においても起こりますし、きつい練習を行うアスリートやうつ病などでも起こります。

　そのような意見を踏まえて、DSM-5では診断基準が大きく変更され、「正常体重に比べたやせ率」と「無月経」が削除されました。さらに、「もっとやせたい」という"やせ願望"や「太るのが怖い」という"肥満恐怖"を公言していなくても、行動を観察することで過活動や食事の隠れ廃棄などがあれば、「やせ願望がある」と判断してANの診断を下すことになりました。また、DSM-5ではANを"摂食制限型"と"過食・排出型"の病型に分類しています。

第3章　いろいろな摂食障害——見立てのしるべ

神経性やせ症　DSM-5（2013年：アメリカ精神医学会）

（a）必要量と比べてカロリー摂取を制限し、年齢、性別、成長曲線、身体的健康状態に対する有意に低い体重に至る。有意に低い体重とは、正常の下限を下回る体重で、子どもまたは青年の場合は、期待される最低体重を下回ると定義される。

（b）有意に低い体重であるにもかかわらず、体重増加または肥満になることに対する強い恐怖、または体重増加を妨げる持続した行動がある。

（c）自分の体重または体型の体験の仕方における障害、自己評価に対する体重や体型の不相応な影響、または現在の低体重の深刻さに対する認識の持続的欠如。

　以下のいずれのタイプかを特定せよ。

　摂食制限型：過去3か月間、過食または排出行動（自己誘発嘔吐、下剤や利尿薬、浣腸の乱用）の反復的なエピソード*がないこと。

　過食・排出型：過去3か月間、過食または排出行動の反復的なエピソードがあること。

注1　ウィリアム・ガル（William W. Gull：1816～1890）
　　　19世紀後半以降から中産階級の子女たちの間で大流行した拒食症に対して、ロンドンのガイ病院で入院治療を行った。そして、拒食症は「身体疾患ではなく、病的な精神状態によるもの」であり、抑圧的な家族から離し、看護師により2時間ごとにスープや鶏肉などを少しずつ与える献身的な看護で治療しうると説いた。

注2　ヒルデ・ブルック（Hilde Bruch：1904～1984）
　　　ドイツ生まれの女性医師。精神分析の観点から摂食障害の精神病理について先駆的な理論を示した。その理論は長らく摂食障害の治療指標となった。

　＊　エピソード　精神科の診断基準では、精神症状や行動症状をさす。

107

摂食障害の患者さんの精神病理にはどのような種類がありますか。

8つの精神病理

 食事の摂り方についての病型分類よりも、精神病理の分類（心理的な見立て）の方が治療の方向性を見つけるために有用です。

● 大人の摂食障害

　摂食障害では同じ病型分類（第1章Q2参照）でも、"こころの病み方"つまり、精神病理が違います。精神病理はいろいろな施設で分類されていて、九州大学病院の心療内科で長年、大人の摂食障害の臨床実践をされていた瀧井正人先生は表3－1のように3つに分類して治療に携わるのが良いとされました。

　①の「中核的摂食障害」とは、摂食障害の中心的なタイプで、信念にも似た"やせへのこだわり"を持っています。"中核群"とか、"強迫群"とも言われ、子どもの摂食障害でも半数がこのタイプになります。

　②の「軽症摂食障害」は小児科医が小児科に入院させただけで心理療法もしていないのに自然に治ってしまうことが多く、本物の摂食障害にならなかったニアミス例と言えます。

　③の「境界性パーソナリティ障害的摂食障害」とは非常に対応困難なタイプで、子どもではほとんどお目にかかりません。しかし、自閉スペクトラム症を持つタイプはその前身と推定されます。

第3章　いろいろな摂食障害——見立てのしるべ

表3−1　摂食障害の交通整理的な３つの類型

①中核的摂食障害	やせ願望が強く、強迫的に摂食障害であり続けようとする。彼女らは摂食障害であることが生き方（＝現実回避）そのものとなっており、それから離れることに対して強く抵抗する。摂食障害として重症な患者である。
②軽症摂食障害	元来の精神病理は比較的軽いが、やせ礼讃の社会風潮に影響されてダイエットを始めたところがエスカレートし止まらなくなったり、不食が過食になり持続するもの。
③境界性パーソナリティ障害的摂食障害	問題の中心は摂食障害そのものというより、むしろ心理面・行動面の著しい不安定性・衝動性（境界性パーソナリティ障害的側面）である。境界性パーソナリティ障害的側面の一部分症状（行動化の一つ）として摂食障害の症状があるとも考えられる。治療は摂食障害の治療というよりパーソナリティ障害への対応が中心となる。

瀧井正人『摂食障害という生き方』より引用。

● ８つの精神病理

　日本小児心身医学会の「摂食障害ワーキンググループ」では摂食障害の精神病理を表３−２のように８つに分類しています。

①強迫群（頑張り病タイプ／第２章　Q9、Q10参照）

　"中核的摂食障害"、"中核群"とも呼ばれ、小児では約半数を占めるタイプです。周囲からは完璧主義で頑張り屋、まじめ、優等生とみられています。大人や相手の求めることを読み取る力に優れ、それを実行できる能力もあります。そのため、自分の主体的な意思は後回しになり、頑張り過ぎて息切れ、"生き疲れ"を起こします。普通は"頑張る"のは"ここぞ"という時ですが、いつも頑張っていてゆるむことができません。そのため、勉強も習い事も運動もやり通せる強い意思があり、ダイエットでも空腹感を抑え込んでしまうために、拒食症になりやすいのです。

109

表3-2　摂食障害の精神病理の分類

	精神病理の分類	子どもにおける頻度
1	強迫群	50〜60 %
2	自閉症スペクトラム群	10〜20 %
3	気分障害群	10〜20 %
4	恐怖症群	3〜5%
5	身体愁訴群	5〜10%
6	統合失調群	ごく稀
7	演技性パーソナリティ群	なし
8	境界性パーソナリティ群	なし

②自閉症スペクトラム群（発達障害タイプ／第2章　Q11参照）

　相手の気持ちや場の空気を読み取ることが苦手で、対人関係に難しさを抱えています。自閉スペクトラム症の中でも受動型が多く、小学校低学年までは何とか周囲に合わせることができますが、小学校3、4年生頃にグループ作りにうまく参加できないと"生き疲れ"に陥ります。知的な能力は高い自閉スペクトラム症の場合、進学校に合格した後に同世代との対人関係が難しくなり発症します。

③気分障害群（うつ病タイプ／第2章　Q12参照）

　不安や抑うつ気分に伴い食欲が低下します。うつ病の診断を満たすものと、うつ症状もやせ願望もはっきりしない食物回避性情緒障害が含まれます。環境や状況に何らかの行き詰まり感があるため、体重減少による倦怠感から多く不登校になります。

④恐怖症群（恐怖症タイプ）

　食物が喉に詰まり窒息する恐さや嘔吐の恐さのために口に入れた食物を飲み込めずに吐き出すか、口に入れさえもしません。液体は飲めますし、時間をかけて細かく嚙み砕いたものを少量なら飲み込むことができます。

　そのため食事に時間がかかり、摂取量も減り、やせてゆきます。水分摂取が減って脱水状態になると、入院による点滴で水分、塩分のバランス調整が必要となります。

⑤身体愁訴群（身体愁訴タイプ）

　食後の嘔気や腹痛、食べても便が出ないなどを理由に摂食量が減少し、体重も減少するものです。「お腹が張って食べられない」と患者は言いますが、実は内緒でダイエットしている場合もあるため、注意が必要です。

⑥統合失調群（統合失調症の初期）

　食事に関する妄想（食物に毒、放射能が入っているなど）のために、食事摂取が減るものです。妄想を隠している場合が多く、正式に診断できるようになるには発症後数年かかることもあります。

⑦演技性パーソナリティ群（ヒステリータイプ）

　大げさな感情表現や、拒食などで人の注意を引こうとします。人と繋がっている自信が持てないまま大人になってしまうと、人目を引く行動や症状でアピールし続けなければならないのです。やせの度合いは軽症に留まります。

111

⑧境界性パーソナリティ群（人格障害タイプ）

　自分自身の衝動に振り回され、対人関係や感情表出が不安定に変動します。人格障害という診断は青年期以降に適応するものなので、思春期の子どもには使用されません。

コラム 抗精神病薬について

　脳の電気が過剰に流れ続ける状態では些細なことが気になり、神経過敏からイライラしてしまいます。抗精神病薬は過剰な電気信号を弱めて適度にする働きがあります。統合失調症や躁うつ病の急性期では抗精神病薬を大量に使用して、あえて一時的にボーッとする状態にすることもあります。一方、自閉スペクトラム症の人も、統合失調症と似た過敏さや怒りっぽさを持っており、同じく抗精神病薬の少量投与が有効です。抗精神病薬の中でもリスペリドンは５歳以上、アリピプラゾールは6歳以上の小児の「自閉スペクトラム症に伴う易刺激性」の安全性と効果が厚労省に認められています。さらに、うつ病に対して抗うつ薬の効果を補助する作用や、人格障害タイプの人の衝動性を抑える作用もあります。医師と相談しながら投与量を調整すれば副作用も軽度で患者も家族も楽になる効果をもたらします。一生飲む訳ではなく、むしろ早い段階で試してみることで、高校生にもなれば中止できることも多いのです。

「食物回避性情緒障害」とはどんな病気ですか。"拒食症"とはどう違うのですか。

すり替えの前段階

子どもに多い病型で、「なぜだか食べたくない」と言います。自覚していない"生き疲れ"の表われで、治療の経過中に拒食症に発展する場合があります。

● 回避・制限性食物摂取症

アメリカ精神医学会が作成したDSM-5（2013年）では食物回避性情緒障害、制限摂食、選択摂食、食物拒否などをまとめて、回避制限性食物摂取症に分類されています。意図的なダイエットではないのに、食事が普通に摂れない症状が含まれます。

● 食物回避性情緒障害

「強迫的な拒食症」と「うつ病による食不振」の中間にあたります。拒食症のような意図的なダイエットではなく、うつ病にしては食欲不振以外にうつ症状が乏しいのですが、元々の生活に潜在している不安や緊張、疲労があると考えられます。やはり軽いうつ状態とみて良いでしょう。

拒食症（神経性やせ症）との違いは、やせ願望や肥満恐怖を本人が意識しているかどうかです。意図的なダイエット行動がある場合と同様に、脳腫瘍やホルモン系、胃腸系など身体的な病気の検査をしっかり行いましょう。拒食症では過度に活動的で学校も部活動も休みませ

んが、食物回避性情緒障害では疲労感を自覚しやすく、学校を欠席することが多いようです。さらに、習い事や塾を止めることにも強い抵抗はありません。うつ病に準じてストレスを減らして休息を取らせる方が軽快しやすくなります。

● **食物回避性情緒障害から拒食症へ**

発症当初は意図的なダイエットではなく、胃腸炎やインフルエンザの後に食欲不振が続き、本人も「体重が減って心配」と言います。しかし、治療を開始して体重が増え始めると「なんだか体重が増えるのが恐い（肥満恐怖）」と言い出す場合もあります。これは無意識が「元の生活へ戻ることに抵抗感がある」ためと考えられ、診断名は途中で変更となります（病型の移行）。

一方、本当は最初から意図的にダイエットしているのですが、家族や周囲には「食べようとしても、食べられない」と隠している子どももいて、この状態を俗に"隠れ拒食症"と呼びます。食事以外の行動を詳しく観察すると、無駄にカロリーを消費しようとするなど意図的であることがはっきりするので、診断名が訂正されることになります。

┌─ **症例１　やせたい訳ではないＡ子** ─

Ａ子は以前から小食で、中学１年生時の身長はクラスの真ん中、身体は細めで「％標準体重」は82パーセント、初潮はまだなかった。学業成績は中くらい、学校では数人の友人がいるものの目立たず、手芸部に在籍していた。中学２年生の５月頃、少し食べただけでお腹が張るようになり、食事量が減り、体重も減っていった。母や養護教諭には、「食べるとお腹が痛くなる」と言い、意図的なダイエットをしている様子はなかった。７月にかかりつけ

114

医で血液検査を受けたが「異常はない」と言われた。

　A子の父は中学・高校時代、サッカー部で主将を務め、現在も小学生のサッカークラブのコーチをしている。母は週3回のパート勤務、Jリーグチームの熱狂的ファンである。4歳年上の兄は小学1年生から父がコーチを務めるサッカーチームに所属、休日は家族みんなで兄の練習サポートや試合観戦に明け暮れた。

　A子が中学2年生の7月、兄は高校サッカーの最後の大会を準優勝で終わり、大学受験の準備に専念することになった。A子は4月の学校健診では身長152センチ、体重41キロだったが、9月には体重が33キロまで減っており、心療内科に紹介された。5か月間で8キロの体重減少だが、「やせたい訳ではない」と言う。自閉スペクトラム症の特性はなし。お腹の動きをよくする薬を紹介したが、本人は希望せず。その後、月に1キロの体重減少があり、「やせたい訳ではないが、食べたくないという気持ちはある」と言う。初診の1か月後、疲れを訴えて欠席するようになった。両親面接で、サッカー中心の家庭にあってA子の存在が陰に隠れていたが、兄のサッカー部引退で「私もいるのよ」というA子のこころの奥の声を聞くことができ、発症原因が明らかとなった。

　心配した母がパートを辞めると、A子は母に付きまとい、母もそれを自然に受け入れた。初診の4か月後、不登校状態のままだが、家では無邪気に振る舞い、次第に食事量も増えていった。兄の大学受験が終了した3月、「クラス替えの前に同級生に会いたい」と登校した。以前と違いよく話し表情も豊かになった。中学3年生ではグループの中心メンバーとなり、志望校も自ら選んだ第一志望に合格、以降再発することはなかった。

「機能性嚥下障害(嘔吐恐怖症)」「うつ状態による食欲低下」とはどんな病気ですか。

不安やうつと食欲

不安やうつなどの感情は食欲中枢や嘔吐中枢に影響して食行動を障害します。どちらもやせと倦怠感から不登校となりますが、ストレスからは解放されます。

● 食欲中枢と情動中枢

　脳の中心部、視床下部にある食欲中枢は、扁桃体にある情動中枢と隣り合わせになっています。多くの人は不安やうつ状態で食欲が低下します。たまにストレスがあると食欲が旺盛になり"やけ食い"になる人もいて、その場合は過食症やむちゃ食い障害になりやすくなります（Q6参照）。

● 機能性嚥下障害と嘔吐恐怖症

　食物が喉に詰まって息が苦しくなるのが恐い（窒息恐怖）や、飲み込んだ物を嘔吐する時の苦しさが恐い（嘔吐恐怖）という恐怖症です。恐怖症は不安障害の一つで、不安により食欲が抑制されることと相まってほとんど食べられなくなり、体重減少と脱水症状を起こします。拒食症と同じように本来の不安が"食物が喉に詰まる不安"に無意識にすり替えられ、不安なことが起こらないように食物を長く噛んで磨り潰すなどの行動を取ります。

　喉に食物を詰めた体験は多くの人にあるものですが、嘔吐恐怖症を

第3章　いろいろな摂食障害──見立てのしるべ

発症するのは食物を詰めた体験の数か月から1年後であることがほとんどです。

　患者さんは「3か月前にピザが喉に引っかかって苦しかった。それを思うと食べるのが恐い」と言うのですが、実際は喉に詰めた翌日から数か月間、普通に食事をしている訳です。そこからも"恐怖の元"が食物ではないと考えられます。

　また、胃腸炎で嘔吐し数日欠席した際に、学校の喧噪から離れた安らかな気持ちを体験すると、"登校への不安"が"嘔吐の不安"に無意識にすり替えられて食べられなくなります。そして、やせや脱水による倦怠感から登校できなくなり、小児科を受診し、点滴や経管栄養が行われます。

　胃腸の動きを改善する薬や不安を和らげる薬の効果は乏しいのですが、夏休みなどには一時的に軽快します。本質的には学校での不安を不登校に準じて扱っていくことが必要となります。

● うつ状態による食欲低下

　食欲低下があるが、食物回避性情緒障害のように食べることを嫌がりはしません。食べようとしますが、好きなものですら少量しか食べられません。

　睡眠も障害され、寝付けない、夜中に起きてしまう、早朝に目が覚めてしまうなどという場合と、逆に1日の睡眠時間が長くなる場合があります。

　その他に、頭痛や腹痛に敏感になり、少し動いただけで疲れやすい（全身倦怠感）、好きだった遊びやＴＶ番組も楽しめない、表情が暗いなどの変化が表われます。治療としては環境調整（休息）や薬物療法が必要になります。

117

● 分離不安型の不登校

　小学1、2年生や幼稚園児に多い不登校に「分離不安障害」を伴うものがあります。これは家から離れることで、同じ年齢の他の子どもたちの勢いに圧倒され萎縮して登校を渋るタイプです。

　分離不安型の不登校では、まず給食が少ししか食べられなくなることが多くなり、そのため午前中で早退するようになります。ついで、朝食でも食欲不振となり欠席することが増えていきます。

　これはうつ状態による食欲低下にあたりますが、夏休みなどには軽快します。

● 食道アカラシア

　食道アカラシア（注1）はこころの病気ではなく、食道の下部の胃の入り口（下部食道括約筋）が閉じたままほとんど開かないために、飲み込んだ食物が食道に溜まる身体の病気です（図3−1）。摂食障害と間違われることがありますが、食後のレントゲン写真やバリウムを飲む消化管造影検査で鑑別が可能です。

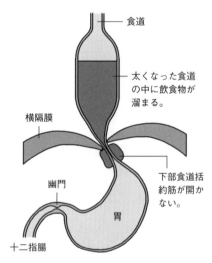

図3−1　食道アカラシア
　飲み込んだ食物が、図のように「食道」に溜まると、食べたものをすぐに吐いたりして、栄養が摂れず、体重減少となる。

注1　食道アカラシア　「アカラシア」とはギリシア語で「ゆるむ」の意。本来は収縮している食道が、ゆるんで広がっている状態を示す。

第3章　いろいろな摂食障害——見立てのしるべ

「機能性嘔吐症（心因性嘔吐）」「反芻性障害」とはどんな病気ですか。

胃食道逆流の体質

心理的ストレスにより無意識に嘔吐するのが機能性嘔吐症、意識的に食物を口と胃の間で往復させるのが反芻性障害です。

● 逆流しやすい体質

　飲食物が喉から食道を通って胃に至る通過時間は液体で1秒から6秒、固形物で30秒から60秒です。食道と胃の間には横隔膜の食道裂孔と下部食道括約筋という二つの逆流防止装置があるため、通常では口から胃への一方通行になっています。普通の人でも胃腸炎の時には腸が炎症のために渋滞し、胃には食事2回分の内容物が溜まるために、強い圧力がかかって逆流し嘔吐となります。

　一方、嘔吐しやすい体質の人は、胃酸を含む胃の内容物が食道内に逆流しやすい胃食道逆流症（Gastro Esophageal Reflux Disease：GERD）で、日本では大人の約10パーセントに症状があります。原因は下部食道括約筋の閉まりが悪い状態や、胃の先端部（噴門部）が横隔膜の上に突き出る状態（食道裂孔ヘルニア）となるためです（図3-2）。主な症状は、胸焼け（喉の奥の食道が胃酸で荒れてただれてヒリヒリする状態）や呑酸（苦いものが口まで上がってくる）です。胃には胃酸で溶けないバリア粘膜がありますが食道にはバリア粘膜がないため、食道にびらんや潰瘍ができます（逆流性食道炎）。

119

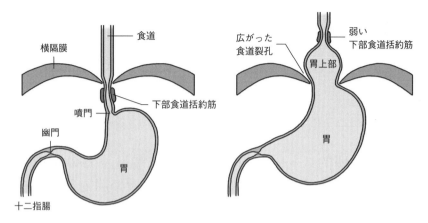

図3−2　食道裂孔ヘルニア
　向かって左は正常な状態。右が横隔膜の上に胃の先端部（噴門）が突き出した「食道裂孔ヘルニア（滑脱型ヘルニア）」。「食道裂孔」と「下部食道括約筋」が本来の働き、逆流防止をしないため、胸焼け、胸痛、「苦いもの」が上がってくる等の症状が出る。

● 機能性嘔吐症（心因性嘔吐）

　下部食道括約筋の締まりが悪いと子どもの頃から「食べたものが喉まで上がってくる」と言ったり、吐き気を訴えて食物の摂取量が少なくなります。そのために身長、体重は少なめになります。このような体質に精神的なストレス（多くは登校に対する不安・緊張）が加わり、胃腸の運動が強くなり嘔吐します。さらに、嘔吐した結果、精神的なストレスから遠ざかる（欠席する）ことができると、心身相関から「吐きやすさ」が習慣化してしまいます。休日や夏休みには嘔吐が少なくなるため、別名"心因性嘔吐"と呼ばれています。

　そして、嘔気や嘔吐のために何か月も登校できず、体重も減ってゆきます。本人はお腹が空いているために吐いた後すぐに食べようとします。そのため、拒食症や過食症と間違われることが多く、注意深い問診と診察が大切です。私の経験では、小学生で太りたくないために

わざと嘔吐する拒食症や過食症はいません。中学生でもまずは摂食制限で始まり、食べて吐くようになるケースは50例に１例程度です。

● 機能性嘔吐症から拒食症への発展

　胃食道逆流症や機能性嘔吐症の体質を持つ人が、やせた結果として「意図的ダイエットではなかったが、せっかくやせたのだし、太るのは嫌だ」と「こころの行き詰まり」にすり替えるようになると拒食症に発展します。その場合、過食した後少しお腹に力を入れただけで簡単に嘔吐することができ、嘔吐の苦痛もほとんどないと言います。これは俗に"腹筋吐き"と呼ばれ、摂食障害の患者さん同士では羨ましがられています。羨望の理由は、摂食障害の人は食後に指やスプーンで喉を刺激して吐くのですが、それには苦しさを伴うからです。

● 反芻性障害

　牛が一旦食べた牧草を消化しやすくするため、口に戻して噛み直すことを反芻と言います。胃食道逆流しやすい体質の子どもの中には、一旦食べたものを口に戻して、しばらく噛んでまた飲み込む場合があります。本人は「おいしいからやってる」と言い、不思議なことに胃酸の苦さを感じないようです。他の人からすると気持ち悪いのですが、本人は"人にどう思われるかをあまり気にしない"ようで、多くは自閉スペクトラム症や軽度の知的能力障害を発達素因として持っていることが少なくありません。

┌─ **症例２　毎食の嘔吐で登校できなくなったＢ子** ─────

　両親は政党の職員であったが、Ｂ子が小学１年生の時から父が議員秘書となり、母も父のサポートに忙しく自宅で弟と過ごすこ

とが多くなった。B子は幼児期から小食で身長はクラスで一番低く、やせ気味だった。小学３年生頃から時々、食後に食べた物が口まで上がってくるようになったが飲み込み胃に戻していた。

　小学４年生の夏、父が地方議員に立候補し学校でB子も注目を浴びたが、結果は落選となった。家族間で選挙の話題を避けるようになると他の会話も減っていった。２学期が始まる数日前、食事の終了と同時に食べた物が勢いよく逆流してきて、口内で受け止めきれずに嘔吐した。その後は毎食後に嘔吐するためかかりつけ医を受診した。胃炎の診断で制吐剤、胃粘膜保護剤が処方されたが効果が無く、「拒食症で吐いている」との疑いで心療内科に紹介となった。

　B子は「嘔吐はわざとではない。勝手に上がってくる。以前のように喉や口では受け止めきれない」と言う。身体的には高度の脱水と胃液嘔吐により血液がアルカリ性側に傾いていたため入院となった。入院後、点滴を行いつつ、食事の様子を観察したが喉を刺激することなく嘔吐した。嘔吐による胃酸喪失を防止するため、絶食し、輸液は中心静脈栄養（俗にいう高カロリー輸液　第６章Ｑ９参照）に切り替えた。脱水や低栄養がある程度改善してから、再度食べることを試みたが、ほぼ全量を嘔吐してしまう。中心静脈栄養では体重を維持するのが精一杯であるため、チューブを鼻から入れて胃に栄養剤注入（経鼻経管栄養）を行ったが、それでも嘔吐してしまう。

　消化器科で上部消化管造影（胃がん健診と同じもの）を行うと、胃に入った造影剤が十二指腸に流れていかないこと、胃の収縮運動に伴い胃の上部（噴門部）が横隔膜の上部に滑り込む“滑脱型ヘルニア”であることが判明した。

外科で逆流しないように食道を手術する選択もあったが、心理的な問題が自律神経を介して胃腸の運動を狂わせていると考えられ、胃に入った食物がどちらにも行けずに腹痛が持続する可能性があった。そこで、胃のさらに先にある十二指腸まで栄養チューブを入れ込み、ゆっくりと栄養剤を入れることで嘔吐は起こらなくなった。

　点滴の栄養をすべて経管栄養に切り替えると体重は徐々に増えた。母親に栄養剤の注入ポンプ操作を指導し、自宅で在宅医療として経管栄養を行えるようにした。

　試験外泊を経て退院することとなった時、初めてＢ子から「選挙後に道で出会った男子から父の落選のことを言われた。新学期の登校でも言われることが恐かった。それで退院して人に会うのが恐くなった」ということが語られた。それでも親の希望で退院したが、登校はできないまま数か月が経過し、不登校状態となった。そのため、再入院して院内学級に通い学習の遅れを軽減することとなった。

　Ｂ子の家庭の事情を知らない院内学級では活発さを取り戻し、半年後には同世代とジョークもかわせるようになった。

　また経管栄養の注入と併用して少量の食事を摂取できるようになり、最終的には経管栄養を中止できた。

　小学６年生を前に、原籍校への復帰についてＢ子は不安を持っていたが、たまたま父の事情で転居となった。転居先の小学校では、発症前に比べてより明るく活発となり、中学生になると、競技かるた部に入り、クラブのムードメーカーとなり、再発することなく卒業した。

「神経性過食症」「過食性障害」とはどんな病気ですか。

本能の逆襲

 抑えられない過食衝動により胃袋の限界まで食べるという「過食エピソード」がありますが、食欲を解放することで心理的なストレスを一時的に隠す効果があります。

● **神経性過食症と過食性障害**

　どちらも反復する「過食エピソード」がありますが、神経性過食症では過食の後に体重増加を阻止するために嘔吐したり下剤を過剰に使用（乱用）したりします。

　一方、過食性障害は週に何度か過食するだけです。過食エピソードとしては、たとえば2時間程度の間に食べたい衝動に駆られて通常より明らかに多い量を貪欲に食べたりします。イライラする時に食べたい衝動を解放して一心不乱に食べる"気晴らし食い"により、本来取り組むべき心理的、社会的な困難を忘れ去る効果があります。過食後も本題は未解決ですが、その不安を"太ってしまう不安"にすり替えて、自己誘発嘔吐や下剤の乱用という行動を取ることで、「安心が得られた」と自らを錯覚させるのです。

● **拒食症で始まり、過食と拒食を反復**

　過食症は、"こころの痛み"を拒食という身体の痛みに"すり替え"をしてしのいできたことに対して、「本能が過食により逆襲した病気」

第3章　いろいろな摂食障害——見立てのしるべ

とも言えます。長い間の栄養不足で飢えていた本能はどこまで食べて
も満足しません。胃袋に入れてもすぐに吸収される訳ではないので、
金の亡者ならぬ"食の亡者"となって貪欲に食べます。

　自然な空腹感ならば胃腸の消化吸収能力に見合った量で治まります
が、長期の飢餓状態の後に本能から突き上げられる過食衝動は胃腸の
容量にかまわず手当たり次第に食物を胃に詰め込みます。過食後の嘔
吐では胃破裂や下部食道が裂けて出血死することもあります。
（「すり替え」については、第１章の図１－２を参照）

● **最初から過食・嘔吐**

　高校生以降の年代では、先に拒食症を経ずに最初からストレスで"や
け食い"、"気晴らし食い"の過食をし、後で吐いたり下剤で出したり
する人もいます。この場合、体型は最初から最後まで標準範囲のまま
ですが、嘔吐や下剤により体内の塩分バランス（ナトリウムやカリウム、
マグネシウムなど）が狂うと心臓の不整脈を起こして、突然死する危険
もあります。

コラム

"食わず女房"は過食症

　日本各地に伝承されている昔話に"食わず女房"があります。あるところにたいへんケチな桶職人の男がいました。「嫁をもらうと二人分の食費がかかる」と思い、ずっと独身で暮らしていました。そこに"食べずに良く働く"という女が現われたので嫁にします。

125

確かによく働いてくれるのですが、不思議なことに家の米や食料がどんどん減るため、男は仕事に行くふりをして嫁の様子を天井裏から覗いて見ていました。すると、嫁は大量の米を炊いては、髪をかき分け、頭のてっぺんにある大きな口にどんどん食物を入れてゆきました。

　ケチな男は節約したくて「お前は俺に向かないから離縁だ」と伝えました。怒った嫁は山姥に姿を変え、男を風呂桶に入れて山奥の隠れ家に連れ去ろうとします。途中、こっそり桶から抜け出した男は菖蒲の茂みに身を隠しました。山姥は菖蒲が苦手なので見付けることができず、男は難を逃れました。

　この話は飢饉（異常気象）の度に食糧事情が悪くなった昔、飢餓状態の反動で過食になった人が多かったことを物語っていると思われます。過食症の人が髪を振り乱して一心不乱に"貪り食う"姿は山姥のように見えたのでしょう。

　昔話の山姥と「過食症」の人とが違うところは、過食症の人は調理の時間も待てないので、冷凍食品を凍ったままガリガリと食べる点でしょうか。

　過食症の治療には、五月節句に菖蒲湯に入ることが良いかもしれません!?

　「食は最初は倹約できるが、あとで食費が高くつく」というお話でした。

第3章　いろいろな摂食障害──見立てのしるべ

 「異食症」「選択的摂食」「食物拒否」「広汎性拒絶症候群」とはどんな病気ですか。

自閉スペクトラム症との関連

 生まれつき味や食感に敏感な発達特性を持つ場合、食物ではないものを食べたり、高度な偏食、特定の場所でしか食べないなどが起こりやすくなります。

● **発達素因との関係**

「異食症」「選択的摂食」「食物拒否」「広汎性拒絶症候群」は「反芻性障害」（Q5参照）と同じく、自閉スペクトラム症や軽度の知的能力障害などの発達特性を持っていることが多いようです。"人にどう思われるか"よりも、自分の思う通りの"こだわり"を優先しています。

● **異食症**

2歳以上の子どもが本来は食べる物ではない、栄養もない物を食べることが1か月以上続く病気です。1歳までの子どもはタバコやボタン電池等何でも口に入れてしまいますが、これは異食症ではなく異物誤飲というものです。異食症の異食するものとしては、土、髪や爪、氷、絵具、クレヨン、鉛筆の芯などがあげられます。抜毛癖の子どもが抜いた髪の毛を口の中でしゃぶった後に飲み込むことがありますが、消化されない髪は胃酸の作用でフェルト状を経て石のようになります（胃石）。本人は舌や唇による触感（食感ではなく）を楽しんでいるようであり、寂しさや退屈さ、満たされなさを耐え凌ぐための指しゃぶり

と似た効果があるように思えます。自閉スペクトラム症の子どもや、定型発達で母親を近くに感じることができない子どもに起こりやすいようです。

● 選択的摂食

　2年以上の極端な偏食があり、どんなに親が勧めても新しいものを食べることができません。体型は正常、または小柄ですが極端なやせはなく、登園・登校はできています。ただし、栄養素が偏るので長期的には身体的問題が起こりかねません。偏食は離乳食の頃からあり、味や食感などに過敏で新しい刺激を嫌がります。典型的な例では白米と豆腐、牛乳など白いものしか食べず、チャーハンやふりかけも嫌がります。説得やご褒美などでも偏食は崩せませんが、過敏さやこだわりを和らげるような抗精神病薬により食べられる品目は増やせます。

● 食物拒否

　自宅などでは普通に食べられますが、特定の場所や人がいる状況では全く食べないという症状です。自宅でも来客があると食べなかったり、外食や給食は一切食べなかったりします。食べられない状況が続いてやせていけば入院が必要になることもあります。

● 広汎性拒絶症候群

　食べることだけでなく、歩く、話す、入浴や歯磨きなど何でも拒絶する疾患で、自閉スペクトラム症の特性がかなり濃い子どもに起こりえます。極端にやせてしまった場合は入院により経管栄養と生活全般の介助、薬物療法が必要となります。

第3章　いろいろな摂食障害——見立てのしるべ

「制限摂食」「哺育障害」とはどんな病気ですか。

乳幼児の食欲不振

子どもの空腹感と授乳や食事のタイミングが合わないことで親子とも食事が「不安な時間」となり体重があまり増えなくなります。

● 制限摂食

　幼児期、小児期、青年期において、年齢相応の摂食量より明らかに少ない食事しか摂取しません。身長・体重は正常範囲をやや下回りますが、少しずつは成長しており倦怠感などはなく通常に生活して登校します。

　DSM-Ⅳ（1994年）やICD-10（1990年）までの診断基準では、「十分な食物が与えられ適切な養育者があり器質性疾患がないにもかかわらず、拒食と極端な偏食があること、6歳未満に発症し体重増加が1か月以上認められないこと」をもって「幼児期または小児期早期の哺育障害」という診断をしていました。

　しかし、DSM-5（2013年）では、回避・制限性食物摂取症の中に含みこまれ、発症年齢を6歳未満に限らなくなりました。親が食べさせようと焦り無理強いすることで、子どもが食事や哺乳を「辛い時間」と体験してしまう場合と、子どもの発達特性として味や食感、温度感への過敏さがあるために小食となる場合があります。

129

症例3　母乳を飲まなくなった赤ちゃん

　生後4か月の乳児。「突然、母乳を飲まなくなった」と受診。嘔吐や下痢はなく、外科で検査をしたが、「身体的な病気はない」とのこと。しかし体重は6キロから5キロに減っており、母親の心配が強く小児科へ母子同伴で入院。脱水防止のため末梢点滴で様子を見るが、母乳・ミルクともに少量しか飲まず体重減少が続いた。

　心療内科で話を聞くと、「初めての子どもできちんと育てられるか不安だった。母乳を拒否されて"母親失格"と言われた気がする」と落胆していた。授乳の様子を観察すると、母親は飲まないだろうという不安からかしかめ面で近づき、赤ちゃんは顔をそむけた。父親が哺乳瓶で与えるミルクも嫌がった。赤ちゃんは「父母が恐い顔で迫ってくる」と怯え、空腹感は吹き飛んでしまっていると推定された。母が抱いていた「死んでしまうのではないか」という不安をなくすために高カロリーの点滴を行うと同時に、恐怖の時間と化していた母乳とミルクを中止した。飢餓状態でなくなった赤ちゃんは機嫌よく笑うようになり、母の表情も和らいだ。

　次に、飲まないのは「母乳やミルクの主成分である乳糖を分解する酵素が少ない体質だから（乳糖不耐症）」と伝え、早めだが離乳食を進めることにした。"病院の調理師が作った離乳食"を不安が軽減された笑顔の母がスプーンで食べさせると、赤ちゃんは「もっと欲しい」と身を乗り出すようになった。

　自信を回復した母親は外泊を試し"母の作った離乳食"も食べることができたため退院となった。その後は順調に成長し、中学では水泳部で優秀な成績を修めた。

第4章

行動の意味

――隠されたこころ

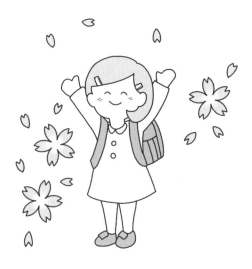

「身体がもたないから食べなさい」と言っても食べません。死ぬかもしれないのにどうして食べないのですか。

生き疲れの証

"こころの痛み"が蓄積し限界に達した時に、たまたま減量の達成感に出会ってしまったのです。"こころの痛み"を"身体の苦痛"にすり替えることで耐えている状態なのです。

● こころの痛みを身体の苦痛に

　発症する直前の段階（発症準備段階）では、自分でも理由のわからない閉塞感や行き詰まり感の中に置かれながらも、ギリギリで踏ん張っていました。しかし、"こころの痛み"を"身体の苦痛"にすり替えて、減量の達成感と高揚感に酔いしれることにはまってしまったのです。「行き着く先は死んでしまう」とわかっていてもやめられない、「減量を続けることでしか今を生きられない」のです。

　発症前に"こころの痛み"を意識していたか、無意識に潜んでいたかは別にしても、"生き辛さ"の中で見付けた違法な抜け道を手放すことはできないのでしょう。

　例えるなら、倒産しそうな会社の社長が今日をしのぐために闇金融で借金を繰り返し、結局は倒産した時、借金が倍増しているようなものです。後ろから迫りくる猛獣から逃れ、生き残るために、この先が崖だとわかっていても走ることを止めることはできないようなものです。

第4章　行動の意味──隠されたこころ

● 身体より先にこころを

　患者さんは「別に死にたい訳ではない」とは言いますが、無意識には「生きていくのはもう疲れた」という悲哀があるのです。こころを救う方法がわからず、本能的な食欲を抑え込み、思考（認識）を「やせるという崇高な目標に近付いているのだ」と騙すことで、生き延びることができたのです。

　それなのに、一般的な拒食症に対する治療では、まず「体重を増やそう、身体を治そう」とします。身体を治してから、こころの治療をしようとします。しかし、患者さんは“こころの痛み”が待つ世界に戻りたくないのです。

● 定常体重療法

　それで、私は先に“こころの痛み”の発症要因を解き明かしていき、やせたままの身体はそのままに、一定の体重を維持し、死なないようにしておくという“定常体重療法”にたどり着いたのです（第7章参照）。

　そもそも精神分析的な精神療法は単なる症状除去を目的としておらず、生き辛さの元にある人生のシナリオを根本的に書き変え、結果的に症状がなくなることを意図しています。

　そのため定常体重療法は時間がかかる治療ですが、再発しにくい治療だと思います。何度も再発して10年以上も入退院を繰り返す人生よりも、数年の精神療法によって病気から抜け出す方が、本人、家族、社会全体にとってプラスになると思うのです。

133

「病気ではない」と言い張って受診を拒否します。やせているのに、「まだまだ太っている」と言い張るのはなぜですか。

病識の欠如は嘘

"こころの痛み"がある限り、「やせていることは良いことだ」という偽りの崇高を手放せません。生き辛さに直面しないために、「昨日より100グラムやせた」という達成感が必要なのです。

● ボディイメージの障害は実在するのか？

　すごくやせているのに、「足が太い」、「まだここに脂肪がある」と言い張る状態を"ボディイメージの障害"だとか"認知の歪み"だとか呼び、拒食症の診断基準の一つにしています。しかし、私には「本当は自分がやせ過ぎていることをわかっている」と思えるのです。しかし、もしやせていることを認めたらどうなるでしょうか。

　おそらく「やせとわかっているなら食べて体重を増やしましょう」と言われるのが落ちです。しかし患者さんはやせを追及しその達成感に頼るしか生きるすべがないのです。

　私は体重を増やすことが解決になるとは少しも思っておらず、「体重はどうでもよいが、身体よりこころが心配」だと思ってじっくり対話を繰り返します。そうすれば患者さんは「最初は体重を減らしていることに達成感があったが、途中からヤバイと思っていた。ここまで減らすつもりはなかった」と話してくれます。行き着く先が崖っぷちだとわかっても、もはや引き返すことができなくなっているのです。

　引き返せない理由は、①やせた達成感がこころの痛みを隠してきた

第4章　行動の意味——隠されたこころ

から、②本題が何か自分ではわからず、取り組むすべもないから、③身体的にも血液が減って胃腸の動きが低下してあまり食べられなくなっているから、です。

　なお、繰り返し対話しても、本当に「自分はまだ太っている」と信じ込んでいる場合は、"認知の歪み"が実在するケースです。心理的な拒食症ではなく、統合失調症や自閉スペクトラム症だと考えて、それぞれの病気に対する治療が必要となります（第2章Q11、第3章Q2参照）。

● 受診の拒否

　患者さんは「やせるという崇高な目標に近付いているのだ」と自分を騙すことで、生き延びることができているのです。そのため、こころの奥にある無意識は「病院に行けば、生き延びるすべを否定され、取り上げられる」と思っているのです。

　本人は「この先は危険である」ということがわかっていても、「歩けているからまだ大丈夫だ」と思おうとしています。また、「親が本気で止めないから、親が入院させないから、まだ大丈夫」と思っている場合もあります。

　ぜひともご家族から「生命が危険な状況になりつつある」こと、「やせ続けることを止められないのは、こころが辛くなっているからで心配」ということをしっかりと伝えましょう。

　患者さんと家族に一大事が起こっているという認識を持ってください。「仕事や学校を休むことなど小さいこと」と思ってください。「受験が終わってから」とか、「親の仕事が一段落してから」などと悠長なことを言っていると、患者さんは「私のこころの痛みと真剣に取り合ってもらえない」と思ってしまいます。

135

ランニングや筋トレをしたり、努めて階段を使用したり、立ったまま読書をします。しかし疲れがなさそうなのですが。

脳内麻薬の作用

 飢餓状態が極限に達すると脳に緊急事態宣言が出され"脳内麻薬"が放出されます。そのために疲れや空腹感のほか死の不安や恐怖も感じにくくなります。

● 脳内麻薬

　麻薬とは、ヘロインやモルヒネ、コカインなどのように人に酔っぱらい状態（酩酊）や非常に強い幸福感・満足感（多幸感）をもたらす物質のことです。本来、人の脳内にはβ-エンドルフィンなどの脳内麻薬物質が少量存在しており、この脳内麻薬は、愛される至福感や、勝利の陶酔感、性的な絶頂感などで分泌され、ハイテンションになります。

　人類史上において紀元前から呪術師（シャーマン）は病気や厄災に対して、自然界に存在する麻酔作用のある薬草を使って、病気の治療すなわち魔除けを行なってきました。自然界に存在する脳内麻薬に似た物質として、ケシの実から作られる阿片（ヘロインやモルヒネの原料）、コカノキから作られるコカインなどを発見して代々伝えてきたのです。この呪術師の使っていた薬草は、現在でも医療用麻薬として、手術の際に合法的に使用されています。

　一方、麻薬が世界中で法的に規制されているのは、嫌なことがあっても麻薬を使用すれば努力しなくても幸福感や快感が得られるため、誰も働かなくなり文明が滅びてしまう危険があるからです。

第4章　行動の意味——隠されたこころ

また、麻薬には強力な依存性があるため、一度使用すると止めることができなくなり、麻薬が欲しくて、手に入れるため高いお金を払うようになり、それが暴力団の資金源ともなります。また身体的にも、麻薬を連用することで次第に脳が壊れてゆき記憶力や運動能力が低下します。

● 拒食症は脳内麻薬の依存症

脳内麻薬は本来、多くの努力の結果、その満足感・幸福感として分泌されるものです。一方、大けがをした時などに、「今までの事が走馬灯のように浮かぶ」とか「三途の川の向こうから死んだ祖父母が手招きしていた」などの幻覚は身体が危険になった時、自分で自分に麻酔をかけるような意味で、脳内麻薬が緊急に分泌された結果のものです。この状態はマラソンでのゴールの達成感をランナーズ・ハイ、登山者が登頂した達成感をクライマーズ・ハイと呼ぶものと同じ状態です。また宗教の修行者が滝に打たれたり、山に登ったり、断食をしたりして身体を追い込む苦行を行った時に分泌される脳内麻薬は、"悟りの境地"へと導いてくれます。

拒食症による飢餓状態で脳内麻薬が分泌される状態をダイエット・ハイと言います。毎日のように飢餓と過活動で身体を追い込んでいるのは、脳内麻薬を求める麻薬中毒患者と同じと言えます。

● 飢餓状態が導く過活動

ペットショップで売られているハムスターはほとんどケージの中でじっと寄り添っています。これは餌が十分に与えられているからで、実験的に餌を1週間以上与えないと、餌のかけらを探すように匂いを嗅ぎながら狭いケージの中をずっと動き回ります。

137

自然界において食料を見付けられずにやせていく場合、疲れて座り込んでいては餓死を待つばかりで、その種全体が滅びてしまいます。地球に現存する生物は飢餓状態になると、脳内麻薬で疲れや不安を吹き飛ばし、いつもより遠くまで食物を探しに出かけることができます。

　拒食症の患者さんが「やせるため」と思ってしているランニングや筋力トレーニング、階段の昇り降り、立ったままでの読書やＴＶ視聴などは、実は動物本能によって「生き残るために、立ち上がって食物を探しに行け」と命じられているのです（図4 − 1）。

● 飢えたクマの食物探索衝動

　山菜を取りに山に入る人はクマに会いたくないものですが、クマもまた人間を恐れているため人里には近寄りません。

　しかし、異常気象などでドングリやサケなどの食物が少ない年のクマは、いつもの縄張りを一周しても満腹にならず、やせて体力が衰えてゆきます。やせて体力が衰えると、縄張りを半分しか回れなくなり、さらにやせてしまいます。それでこのままでは「飢え死にしてしまう」という恐怖心と身体の苦痛から脳内麻薬が分泌されます。

　脳内麻薬が放出されると、睡眠時間も少なくなり早起きして、食物探しに出発します。疲れも麻痺し、人に会う不安も吹き飛びます。その結果、家畜や畑の大根などを食べるため山から人里まで降りて来ます。人がクマに気付いてもクマはすぐには逃げません。

　なぜなら食べずに逃げたら餓死するからです。猟師が来ても脳内麻薬により鉄砲に撃たれる不安も吹き飛んでいて、一か八か鉄砲の射程距離ギリギリになるまで食べ続けます。そして、逃げる時に足をくじいても、銃弾があたっても痛みを感じることなく、ゾンビのように走り去るのです。

138

第4章　行動の意味——隠されたこころ

● **心配してほしい気持ち**

　過活動は「食物を探して生き延びろ」という本能の命令なので、「止めろ」ということには無理があります。頭では「やせた身体は誇らしい」と考えていますが、こころの奥には「かまってほしい」、「心配されるのはうれしい」というように、頭とこころで別の理由があるのですが、同じ行動が引き起こされているのです（Q5参照）。

　それならどう対処すれば良いのかということになりますが、私は身体のギリギリまでは様子を見ながら、そうせざるを得ないこころを探索します。その上で限界がきたら入院により何らかの栄養投与や強制的な安静保持（抱き留める、行動を抑制するための個室隔離や身体の拘束）が必要となります（第6章Q5、Q9参照）。

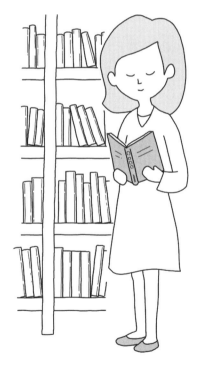

図4-1　立ったままでの読書
「やせるため」に「立ったまま」読書をするのだが、この行為は動物本能でもある。

自分では食べないのに、料理をしたがるのはなぜですか。
兄弟姉妹や母親には、もっと食べろと言うのですが。

本能を騙し家族を巻き込む強迫

 本能的には発症前後を通じて「食べたい」のです。食材の買い出しや調理で「食べる準備をしているよ」と本能を騙します。家族が食べるのを見ることでも本能を騙します。

● **食物探索行動とお預け**

　拒食症の患者さんの本能は発症前も後も「食べたい」ままです。やせるための行動だと思われている"過活動"は食材を探す食物探索行動でもあります。食材を探して何件も店をハシゴすることも、食料品売り場を徘徊することも、調理をすることも、すべて食欲という本能を満たす準備です（表4-1）。

　やせることを崇高と考えている頭は「食べる準備をしているよ」と本能を騙し、いざ口に入れる段階でストップをかけます。大食いファイターや家族がたくさん食べるのを見ながら、自分は少量食べることで本能を騙します。頭が実際に食べることを妨害して、映像などの偽物をつかまされているのです。

● **巻き込み型の強迫**

　食事を減らすことで最初は順調に減っていた体重は、筋肉の減少や基礎代謝の低下により途中から減りにくくなります。そうすると、周囲の家族に食べさせて、太らせようとします。母親や兄弟姉妹に「た

第4章 行動の意味——隠されたこころ

表4−1 偽りの食物探索行動

1	調理をしたがる、調理を手伝いたがる。
2	後片付けで食器洗いをする（食べ終わったつもりになるため）。
3	食材を探してあちこちの店をハシゴする。
4	食品売り場を歩き回って、少しだけ試食する。
5	グルメレポート番組、大食い選手が食べる番組を見る。
6	料理番組や本のレシピを書き写す、料理写真を切り貼りする。

くさん食べたら、その後に私も食べる」と言って見張っています。親に「食べなさい」と言われていた仕返しの面もあります。家族が太れば「自分が一番やせている」という偽りの満足感に浸ることができるからです。

　学校では友人に「もっと食べろ」と言えませんので家族へ矛先が向かっている面もあります。家族にたくさん食べさせておいて、結局のところ自分は少ししか食べないのです。

　強迫には不安をすり替えごまかす作用があることは、第2章Q10で述べた通りです。強迫が患者さんのこだわり行動だけに留まらず、家族を巻き込む形に進展していくのは悪い徴候です。

　巻き込みに付き合うことでその場は丸く収められますが、病状はさらに悪化しますし、数年後に兄弟姉妹が「あの時、お母さんは自分たちを患児の横暴から守ってくれなかった」と言い、家族関係が悪化します。

　借金の利息返済のために借金を重ねるようなものです。腹をくくって破産宣告をし、患児は完璧ではない自分に対する挫折感を受け入れ

141

ることで、成長・変化へのスタートが切れるのです。

● **食の強要、力関係の逆転**

「食べない」という命を懸けた行動により、親子の力関係が逆転し、食べてもらうために親は患児の言いなりの食材や料理方法に従わされます。最後には家族に対し「お前たちがもっと食べろ」と言うようになります（食の強要）。

発症することで指示される側だった子どもが「食べろ」と指示する側へ逆転するのです。これは親からの独立を意図した反抗期の歪んだ形なのです。良いか悪いかは別として家族の力関係を変更することで、食行動を介さずに主体性を確立することはできます。

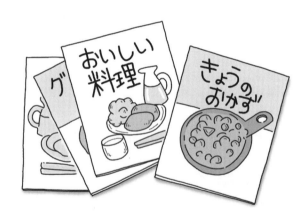

第4章　行動の意味──隠されたこころ

"拒食症の人に「食べろ」と言ってはいけない"と本やネットでみました。どうしたら良いでしょう。

すり替え症状の理解

患者は"こころの痛み"の本題を隠して、食行動にすり替えています。その偽りに付き合うことはすり替えの片棒を担ぐことになります。「食べる・食べない」に注目しないことです。

● 「食べろ」と言うことのマイナス面

　一般的な摂食障害の本には「患者さんに食べろと言うことは止めた方が良い。本人も食べたい気持ちと太りたくない気持ちの間で苦しんでいるのだから」と書かれています。これは大人の患者さんの治療から導かれたものだと思います。

　患者本人も「本能は食べたいのに、頭が食べるなと言っている」という板挟み状態に苦しんでいます。こころの痛みに目を向ける視点が必要なのですが、周囲からは「どうして食べるという普通のことができないのだ」と思われ、わがままだと思われていることが患者さんをさらに追い詰めます。

　周囲から「食べろ」と言われても実際に食べることはありません。もし、食べたとすれば拒食症ではありません。「食べろ」と言い続けることは患者と家族の溝が深まり、患者を孤立させ治療や変化のきっかけが遠のくだけです。

　「食べろ」と口に出さなくても「食べてほしい」と思われていることを患者は十分にわかっています。わざわざ言う必要はありません。

143

しかし「食べろ」と全く言わなくなると、今度は逆に「私のことなど、どうでもいいのでしょう？」という「見捨てられ抑うつ」（注1）に陥ります。

子どもが放っておいていてほしい時は追いかけず、心細くなった時には近寄って行く、という絶妙の対応で患者さんのこころを安定させます。

食べるに食べられないで苦しんでいる様子を理解した上で、「心配である」ということだけははっきりと言葉と行動で繰り返し伝えましょう。周囲の心配は食べて体重が増えれば収まりますが、患者さんにとっては食べても、食べなくても本題の生き辛さは変わらないままなのです。

● 「食べろ」ということのプラス面

「食べない」ことで、家族が心配して注目してくれることが、こころの奥では「かまってほしい」、「心配されるのはうれしい」「自分はまだ見捨てられてはいない」と、確認できるプラスの意味もあります。したがって、急に「食べろ」と言わなくなれば "見捨てられる不安" が高まり、水も飲まなくなるとか、自分を傷付ける行為などもっと心配な行動に出ることがあります。

「食べる・食べない」というすり替えに付き合わないようにしながら、身体ではなく、全力でこころを心配してあげてください。

注1　「見捨てられ抑うつ」　アメリカの精神分析家、ジェームス・マスターソンが「境界型人格障害」で中心とした病理。急に慣れ親しんだ環境から分離されることで、強い恐怖と怒り、空虚感が湧き起こる。

第4章　行動の意味──隠されたこころ

1日に何度も体重を測って一喜一憂しています。体重計を隠した方が良いでしょうか。

増減どちらもすり替え

体重は1日の間にプラスマイナス0.5キロ変動します。減った時には達成感によりこころの痛みを隠し、増えた時には太ったことでこころが辛いのだと思い込みます。

● 1日にプラスマイナス0.5キロの変動

1日に何度も体重測定をして一喜一憂している患者さんは多くいます。もし、1日10回体重測定したらどうなるでしょうか？　食事は1食分食べなければ0.5キロ減りますし、排便1回で0.5キロ減ります。尿も貯めれば500ミリリットル（0.5キロ分）になります。

テレビの消臭スプレーのコマーシャルで、「ヒトは寝ている間に300ミリリットルの汗をかくんだ」と言っていますが、夏なら汗は600ミリリットルにもなり、そのため朝には0.6キロ体重は減っています。

またお風呂に10分つかると400ミリリットルの汗をかき0.4キロ減ります。湯上りにイオン水を飲めば元に戻りますが、飲まなければ脱水傾向が進んでゆきます（図4-2）。

● 体重測定のすり替え効果

患者は生き辛さの要因によって1日に何度か辛くなりますが、その時、体重を測ることで辛さを煙に巻いてごまかすことができるのです。つまり、体重が減っていれば、「よし、自分はいい調子だぞ」と思えて、

145

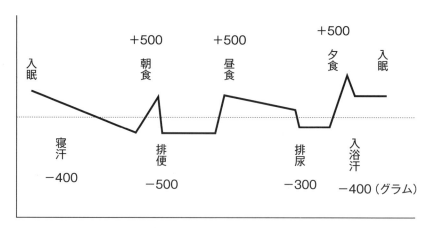

図4-2　1日の体重変化
食事や排便で500グラムほどの増減がある。

本題は少しも解決していないことに目隠しすることができます。

　逆に、体重が増えていれば「今感じている辛さは本題を解決する手掛かりがみつからないからではなく、体重が増えてしまったからだ」とすり替えることができます。

　そして、数時間後の体重測定を目指して、飲まず食わずで、運動をすることだけを考えれば、解決困難な本題から意識を遠ざけることができます。

　さらに脳内麻薬が出るほどの苦行は、こころの痛みも身体の辛さも麻痺させてくれるのです。

第4章　行動の意味——隠されたこころ

学校ではどのような対応ができますか。体育や部活、登校の制限はどうしたら良いでしょう。

早期発見と連携

早期発見のためには学校健診の結果を成長曲線につけることが大切です。発見後の医療機関との連携は保護者の許可をとり積極的に行いましょう。

● 早期発見の方法

　医療機関を受診するのは半分以上が家族の意思です。しかし、患者がダイエットを隠している場合や親が多忙で子どもだけで食事を摂っている場合、その子が良い子で優等生のため拒食症になるとは思いもよらない場合などは、家庭では体重減少が見逃されることが多くなります。また家族が気付いたとしても、まずは学校に相談することをお勧めします。給食の摂取状況も含めて、学校健診による年齢と身長、体重別の標準体重と「％標準体重」を計算し（第1章Q7参照）、「体重減少」の早期発見を目指します。

　さらに、毎年の身長・体重を標準身長体重曲線（第5章Q13参照）に増加の経過を記入します。それにより、身長は伸びていても、体重が少ししか増えていない場合、体型としてはやせ始めていると考えるべきです。養護教諭や担任が体調や気分、食生活について本人や家族から話を聞き、やせの程度により、月1回の体重測定や医療機関の受診を指示します。

表4-2　やせの程度による管理指導の例（筆者の使用している目安）

%標準体重	登校の状態	医療的な対応
75％以上	保健室で月1回の体重測定	
75％未満	運動部や水泳・マラソンの停止	身体的な疾患の検査
70％未満	体育の停止	心療内科や児童精神科を受診
65％未満	登校の停止、入院の可能性あり	児童精神科に入院の可否
60％未満	心療内科や小児科でなければ身体管理が困難	

● 医療機関と学校との連携

　思春期の子どもは親の言うことは聞かない、聞きたくない年頃ですが、学校の指示に従わなければ体育や部活が禁止されるので、しぶしぶですが応じることが多いようです。

　子どもが医療機関に通う場合、「学校生活管理指導表」や診断書を依頼します。さらに、保護者の許可を取って医療機関と個人情報を交換し連携を取ることが望ましいことです。医療機関への連絡はまず、いつならば電話、あるいは直接会って情報交換が可能かを問い合わせてください。

　やせの状態が表4－2に示す状況であれば、中学受験や高校受験の直前であっても躊躇なく受診を勧めてください。親子とも受験が終わるまで受診を先延ばしにしたい気持ちになるでしょうが、折角合格しても入学式を含めた1学期の間は入院となってしまいます。高校であれば3分の1欠席で自動的に留年になります。拒食症と過食症を10年、20年と繰り返すぐらいなら、受験を取り止めるなり、先送りにすることも選択肢に入ると考えます。

148

第5章

身体に起こる変化

──すり替えの果て

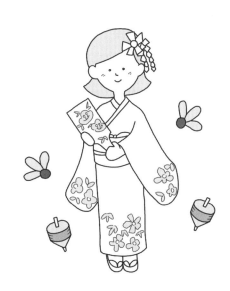

「水分と野菜以外は食べない」という極端なダイエットをした場合、どこがやせるのですか。

やせていく順序

最初に胃腸の中の食物、便の重量が減り、次に血液や細胞の水分、3番目に筋肉と脂肪が減ります。つまり、脂肪だけを減らすことはできないのです。

● 内臓がやせる順番

　普通の食生活をしていた人がダイエットを始める場合、①急に水と野菜以外は食べなくなる場合と、②おやつをやめる⇒炭水化物や脂肪を減らす⇒ほぼ野菜や0カロリー食品しか食べなくなる、というように制限がエスカレートしていく場合があります。

　健康な身体を維持するためには5大栄養素をバランス良く摂る必要があるため、摂食制限をするとしても栄養の偏りなく無理のない範囲で行わなければ身体の不調をきたし、やがて命に関わる状態になってしまいます。図5-1に示したのは急に野菜中心の食生活にした場合の「体重が急速に減少する」経過です。

①　消化管内の食物や便の減少（1、2週目に1.5キロ分が減少）

　最初は、胃腸の中にある食物や便の重量が減るため、体重減少も急速に進みダイエットの達成感があります。そのためさらに減量しようとのめりこんでしまうのです。例えるならパチンコなどのギャンブルで最初に儲かるとその快感を求めて借金してでものめりこむ

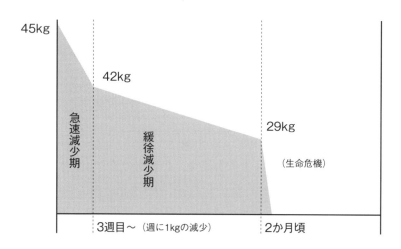

図5-1　体重が急速に減少する場合（例：身長155cm、200kcal以下／日）

ようなものです。ギャンブルでは金銭的に破綻します。

　"食べないダイエット"では、「便を出せば体重が減るはず」と思い込み、腸内にはほとんど残っていない便を出そうとして、トイレに籠って時間を浪費したり、下剤をたくさん飲んで脱水で倒れたりなどの問題が起こります。

② **脱水による水分の減少**（1、2週目に1.5キロ分が減少）

　身体の組成別の割合として、10歳以上の子どもでは成人とほぼ同じで、水分60パーセント（細胞内40パーセント、細胞外20パーセント）、脂質19パーセント、タンパク質15パーセント、その他6パーセントです。細胞の外にある水分の中では細胞と細胞の間の水（間質液）が大半を占め、血液は体重の8パーセント、その他にリンパ液、脳脊髄液、関節液などが少量ずつ存在します。身体をめぐっている血液の総量を循環血液量と言います（表5-1）。

151

表5-1 体重と循環血液量

体重	60	50	40	35	30	25	20（キロ）
循環血液量	4.8	4.0	3.2	2.8	2.4	2.0	1.6（リットル）

　標準的な体格（「％標準体重」が80〜120パーセント）の人では血液は体重のおよそ8パーセントとなります。思春期の子どもで体重45キロの場合、約27キロ分が水となります。そのうち三分の二（18キロ分）は細胞の中にあり、残り9キロは細胞と細胞の間の水や血液、リンパ液です。食物には水分がしみ込んでいますが、極端なダイエットでは食物内の水分も摂れなくなります。

　さらに飲水量も少なくなると、急速に脱水が進むため最初の1、2週間で1.5キロの体重が減少します。つまり、「胃腸内の食物や便重量」と「脱水量」で合わせて3キロの減少になります。

③　細胞内の水分の減少（3週目以降、少しずつ減少）

　水分のうち、体重の40パーセントは一つひとつの細胞の中にある細胞内液です。循環血液量の減少に伴い細胞からも水分が失われ"しなびたブドウ"のように縮んでいきます。普通に食事をしている場合は、食品の中に水分が含まれているため、液体の水分をそれほど飲んでいる自覚はないでしょう。しかし、実際は1日量として子どもで1.5リットル（成人で2リットル）程度を必要としています。

　食事をほとんど摂らない場合、消化・吸収に使用する水分は節約できるとしても、子どもでは1日1リットルは必要と考えてください。それより少ない水分しか摂れない場合は急性の脱水（第1章Q9参照）が引き起こされてしまいます。全く水分を摂らない場合は、

第5章　身体に起こる変化──すり替えの果て

３、４日で意識がもうろうとしてしまい、さらには命も危険になります。また、血液からも水分が減少して、血液が濃縮されます。

④　**筋肉と脂肪の減少**（３週目以降、週に0.5〜１キロずつ減少）

　カロリーのあるものをほとんど食べない場合、３週目以降には身体に備蓄された５大栄養素が均等に消費され、１週間で１キロの体重減少が起こります。普通体形の人や肥満だった人でも、筋肉と脂肪は均等に減っていきます。元々やせ気味の人ではほとんど脂肪の蓄えが無いので、体重減少分は主に筋肉が減ったことになります。

　筋肉はじっとしていてもエネルギーを消費するので、筋肉が減ると基礎代謝も低下してやせにくい体質になってしまいます。備蓄してあった脂肪を分解している間は、尿検査でケトン体（注１）が陽性となり、脂肪がほぼ枯渇すると正常児と同じく陰性となります。

　通常、脂肪が完全燃焼すると水と二酸化炭素に変わりますが、脱水やビタミン不足などの理由で不完全燃焼を起こすと〝燃えカス〟であるケトン体が血液中や尿中に増加し、倦怠感や吐き気を引き起こすため食欲が低下します。これは子どもが胃腸炎になった時や、遠足・運動会などの後によく経験されるアセトン血性嘔吐症（ケトン性低血糖）と同じ病態です。ケトン体は元々自分の身体にあった脂肪からできたものであるため〝自家〟中毒とも呼ばれています。

⑤　**骨や内臓のみの減少期**（少量摂取が半年経過した以降）

　骨は、ダイエットの開始３か月後には内部の空洞化が進みます。ただし、骨の外側はやせないため、足を細くする目的は叶いません。

　筋肉や脂肪が限界まで減少した状態で生きているためには、〝節約された状態の基礎代謝量〟に相当する最低限の栄養を食事で摂取

153

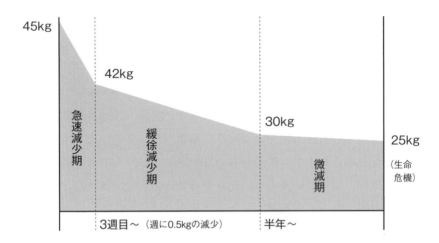

図5−2　体重がゆっくり減少する場合（例：身長155cm、600〜800kcal／日）

するか入院による輸液療法などで補給されていることが前提です。その上で、骨の内部構造がスカスカの骨粗鬆症のようになり、少しずつ体重が減ります。

　図5−2は、1日600〜800キロカロリー程度の栄養を摂取しながらゆっくり体重減少する場合です。筋肉と脂肪がほとんど無くなったあと、骨や内臓が少しずつ減っていきます。

注1　ケトン体　血中のブドウ糖が不足すると、一時しのぎとして脂肪（脂肪酸）やアミノ酸を分解してエネルギーを得る。その際、脂肪が不完全に分解されたことで生じた酸性の物質、アセト酢酸、β−ヒドロキシ酪酸、アセトンを総称してケトン体という。
　脂肪を燃焼させるために、あえて炭水化物を摂らない"低炭水化物ダイエット（アトキンスダイエット）"があるが、ケトン体の増加により血液が酸性に傾き続けるため、口臭や体臭がきつくなり、頭痛、倦怠感、イライラから対人関係に悪影響を及ぼす。

第5章　身体に起こる変化──すり替えの果て

コラム

ヒトの身体の三分の一は筋肉

　脂肪は水よりも軽く、脂肪以外の筋肉や骨などは水よりも重いのです。具体的には、10×10×10センチの体積１リットルでは、水は1000グラム、脂肪は900グラム、筋肉は1100グラムです。つまり筋肉が減った方が体重は減るのです。

　人間の身体で最も重いのは筋肉で体重の三分の一以上、２位が脂肪で体重の四分の一程度を占めます。意外にも骨は３位で体重の九分の一しかありません。次いで皮膚、脳と続き、臓器の中では最も大きな肝臓でも1.3キロで体重の五十分の一しかありません。日本生体医工学の学会誌（2002年）に掲載された調査データによると、日本人の女性における臓器別の重さベスト10は以下の表５−２の通りです。

表5−2　身体の組織と臓器別の重さ "ベスト10"
（調査した女性の平均は身長159cm、体重50kg）

1位	2位	3位	4位	5位
筋肉	脂肪	骨	皮膚	脳
20	13	6.4	1.8	1.32

6位	7位	8位	9位	10位
肝臓	小腸	腎臓	心臓	大腸
1.28	0.45	0.28	0.27	0.26（キロ）

155

ようやく10キロやせたのに、少し食べただけで5キロ増えてしまいました。太りやすい体質になったのでしょうか。

再栄養時の浮腫

 やせた後に飲食を再開すると、脱水分で1.5キロ、便重量で1から2キロ増えます。さらに2、3週後には一過性の浮腫のため一時的に3から5キロ増えるものです。

● 飲食を再開すると

　元の体重から10キロ程度やせた場合、Ｑ１に示したように実際のやせ分（筋肉や脂肪の減少）は７キロです。1.5キロ分は慢性の脱水のために皮膚を中心とした細胞が干からび、血液も減少した結果なので、水分が戻れば1.5キロ戻ります。残りの1.5キロは便重量です（図5−3）。
　例えるなら高野豆腐を水につけると体積も重量も増えるようなものです。また、１キロから２キロ分は胃や腸内にあるはずの消化途中の食物や便が少なくなった結果なので、食べ始めると便重量として１、２キロ戻るのは当然です。日常では空腹時と満腹時でウエスト（腹囲）が変わるようなものです。

● 再栄養に伴う浮腫

　食べないでやせた後、再び食べ始めると（再栄養／注１）、ほとんどの人が全身に浮腫（むくみ）を起こします。浮腫は食べ始めて２週目から始まり数週間続きます。
　これは、栄養の再開により冬眠状態だった細胞の代謝活動が再開さ

第5章 身体に起こる変化——すり替えの果て

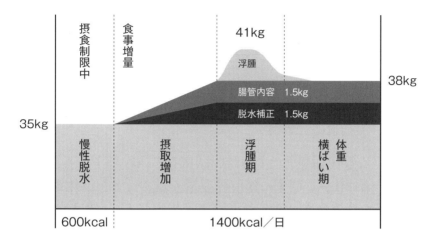

図5−3 栄養再開後の体重推移と浮腫

れ、血液中のタンパク質（主にアルブミン／注2）が身体の各所に取り込まれて、消費されるためです。アルブミン分子は、水の分子を引き付ける性質（膠質浸透圧）を持っていますが、アルブミンが消費されると、孤立した水分子が血管の外に漏れだし、皮膚の下に溜まるのです。

注1　再栄養　語源はrefeeding（リフィーディング）から来ている。Reは「再」、feedingは「摂取」の意。栄養を摂らず、その後急激に「栄養補給」をした場合、逆に「障害」が起こることがある。その症状を「リフィーディング症候群」という。
注2　アルブミン　albumin、すなわち「卵白（albumen）」から出た名称。卵白はその構成タンパク質のうち、約65パーセントを、このアルブミンが占める。

ダイエットには基礎代謝量が関係すると聞きます。どうすれば基礎代謝量を上げられますか。

基礎代謝量と食事摂取量

 基礎代謝量とは「24時間臥床しているだけで消費するカロリー」です。食事摂取量が減少すると、体重減少をゆるやかにするために基礎代謝量も下がります。

● 基礎代謝量

　基礎代謝量とは、「寝返りもうたず、声も出さないで臥床し、消化・吸収に伴う蠕動（ぜんどう）運動も無い状態で心臓と肺だけが動いている"生きているだけの状態"」での１日消費カロリーです。基礎代謝量は、性別や身長、体重、年齢などの因子により変わります。自動車に例えると、エンジンは動いているが信号で停車している時のガソリン消費量のようなものです。実際の測定は、ベッドに10分以上安静にした後から開始し、吐いた息に含まれる二酸化炭素を呼気ガス分析装置で調べるものです。正確にいうと、安静時に体内で燃やされたエネルギーつまり"安静時代謝量"を基礎代謝量としています。測定は食後４時間以上空けた状態で行うことで、胃腸の消化（蠕動運動）・吸収（能動輸送）に使われるエネルギーの影響を最小限とします。

● 総消費カロリーと生活活動強度

　基礎代謝量はあくまで24時間寝たきりでの消費カロリーであり、日常生活の運動量（生活活動強度）で実際の総消費カロリーは変わります。

第5章　身体に起こる変化――すり替えの果て

表5−3　生活活動強度の区分

生活活動強度		目安となる生活
強度Ⅰ 低い	基礎代謝量 ×1.3	散歩、買物など比較的ゆっくりした１時間程度の歩行のほか大部分は座位での読書、勉強、談話、また座位や横になってのテレビ、音楽鑑賞などをしている場合。 （入院中のベッド上生活に相当）
強度Ⅱ やや低い	基礎代謝量 ×1.5	通勤、仕事などで２時間程度の歩行や乗車、接客、家事等立位での業務が比較的多いほか大部分は座位での事務、談話などをしている場合。 （通常の学校生活で、運動は体育程度に相当）
強度Ⅲ 適度	基礎代謝量 ×1.7	生活活動強度Ⅱ（やや低い）の者が１日１時間程度は速歩やサイクリングなど比較的強い身体活動を行っている場合や、大部分は立位での作業であるが１時間程度は農作業、漁業などの比較的強い作業に従事している場合。 （通常の学校生活に加えて、運動部に参加）
強度Ⅳ 高い	基礎代謝量 ×1.9	１日のうち１時間程度は激しいトレーニングや木材の運搬、農繁期の農耕作業などのような強い作業に従事している場合。 （プロの運動選手やダンサーの激しい運動に相当）

厚生労働省「第６次改定日本人の栄養所要量について」より。

　表５−３に示すように登校している人では基礎代謝量×1.5、登校して運動部に所属する人では基礎代謝量×1.7が総消費カロリーとなります。

　食べても太らない"やせの大食い"と言われる人がいますが、太らない理由は、①身長が急激に伸びている時期、②甲状腺機能亢進症という病気で基礎代謝が高い、③隠れて嘔吐している、④胃腸からの栄養吸収が十分できない病気、のいずれかが考えられます。通常生活の成人女性なら1700キロカロリー食べて1700キロカロリー消費し、体重は横ばい、小・中学生なら細胞分裂分（成長分）が加わり2000～2200キロカロリーで身長・体重が均等に増加します。

159

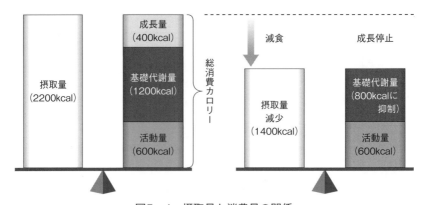

図5-4　摂取量と消費量の関係
左のシーソーは健康な人。右は食事を制限した人で、基礎代謝が抑制され成長が止まっている。

　長期間にわたり必要量の食事を摂取しない（または、病気や監禁されているなどで食べられない）状態にあると、身体は「少しでも長く生き延びる」ために"節約モード"となります。この「生き延びるために節約せよ」という命令は脳の視床下部と下垂体（自律神経とホルモンの指令センター）から甲状腺刺激ホルモン（TSH）の分泌量を減らす形で出され、喉にある甲状腺から甲状腺ホルモン（代謝のアクセルに相当するT_3やT_4）も減少し、甲状腺機能低下の状態である"low T_3症候群"を起こします。

　その結果、心拍数・呼吸数の減少、体温の低下、細胞の代謝活動の休眠、細胞分裂の周期の延長などの節約が行われます。拒食症の人も基礎代謝量が抑制されており、安静時の心拍が１分間に45回程度なら1400キロカロリーの栄養摂取で体重が横ばいになります。つまり、体重減少が続いているなら、１日に1000キロカロリー以下しか食べていないことを意味します。私の経験上、ダイエット中は500から800キロカロリーになっていることが多いようです（図5－4）。

第5章　身体に起こる変化──すり替えの果て

● アスリートは基礎代謝の３倍の運動量

　シンクロナイズドスイミングのオリンピック選手の場合、息を止め
て潜る運動は生活活動強度Ⅳよりも高いのですが、選手の手足は細く
ありません。やせると筋肉が減り、脂肪も減ります。すると浮力も減
るので、競技上は不利になります。そのため１日に6000キロカロリー
は食べて、選手は体重を一定に維持しているのです。

● 基礎代謝（kcal／日）の計算式

　①　ハリス−ベネディクト式（体重はkg、身長はcm、年齢は歳）

　海外では最も利用されている計算式ですが、18歳以上の欧米人を
基準に作られています。

　ハリス−ベネディクト式（日本人版）では女子のみ係数が小さく
修正されていますが、18歳未満では数値のずれが大きくなってしま
います。

・女性の基礎代謝 ＝

　　　　　$655.0955 + 9.5634 ×$ 体重 $+ 1.8496 ×$ 身長 $- 4.6756 ×$ 年齢

・男性の基礎代謝 ＝

　　　　　$66.4730 + 13.7516 ×$ 体重 $+ 5.0033 ×$ 身長 $- 6.7550 ×$ 年齢

　②　日本人の参照体重における基礎代謝量

　厚生労働省による「日本人の食事摂取基準（2015年版）策定検討会」
の報告書には以下のように年齢ごとに「体重１キロあたりの基礎代
謝」が記載されています。個人の基礎代謝を計算する場合、「体重
１キロあたりの基礎代謝」×体重＝基礎代謝となります。以下に示
す表５−４では、例示的に参照体重（標準体重とほぼ同じ意味）から
基礎代謝量を計算しています。

161

表5−4　年齢別の基礎代謝量（3歳から49歳）

男性			
年齢 （歳）	体重1kgあたりの基礎代謝 （kcal／kg／日）	参照体重 （kg）	基準代謝量 （kcal／日）
3−5	54.8	×16.5	＝　900
6−7	44.3	×22.2	＝　980
8−9	40.8	×28.0	＝ 1140
10−11	37.4	×35.6	＝ 1330
12−14	31.0	×49.0	＝ 1520
15−17	27.0	×59.7	＝ 1610
18−29	24.0	×63.2	＝ 1520
30−49	22.3	×68.5	＝ 1530

女性			
年齢 （歳）	体重1kgあたりの基礎代謝 （kcal／kg／日）	参照体重 （kg）	基準代謝量 （kcal／日）
3−5	52.2	×16.1	＝　840
6−7	41.9	×21.9	＝　920
8−9	38.3	×27.4	＝ 1050
10−11	34.8	×36.3	＝ 1260
12−14	29.6	×47.5	＝ 1410
15−17	25.3	×51.9	＝ 1310
18−29	23.6	×50.0	＝ 1110
30−49	21.7	×53.1	＝ 1150

「日本人の食事摂取基準（2015年版）策定検討会」報告書より。

第5章　身体に起こる変化——すり替えの果て

「心拍数が少ない」と言われましたが、夜中に心臓が止まらないでしょうか。「レントゲン写真で心臓が細い」と言われましたが。

酸素供給の減少

消費カロリー節約のため、自律神経系の指示で心拍数を減らしています。血液中のミネラルバランスが保たれていれば心臓は止まりません。血液が減ると心臓が萎み、心臓の筋肉も薄くなります。

● 健康な人との心拍数の差

　心臓は袋状の筋肉で、その働きは「血液を全身に送り出すポンプの役割」です。当然ながら、心臓から血管に血液を送り出すためにはカロリーを消費します。そこで消費カロリーを節約し少しでも長く生き延びるために、視床下部から自律神経系を経由した命令により心拍数を減らしています。睡眠中の心拍数は35回／分（一分間に35回）程度まで減少することもありますが、心臓が止まることはありません。

　ただし、血液中のカリウム、カルシウムなどのミネラルバランスが狂うと、心臓の不整脈を引き起こして死亡する可能性があるため注意は必要です。ミネラルバランスが崩れる行為としては、①何度も食べ吐きを繰り返し、胃酸（薄い塩酸）を吐き出し過ぎて、血液がアルカリ性（代謝性アルカローシス）や低カリウム血症となり、②下剤の大量使用、③過度の筋トレやランニングで脱水状態となり全身の筋肉が融けてしまう場合（横紋筋融解症）などがあります。

　高度にやせた人の場合、安静臥床での心拍数は35〜45回／分と少ないのですが、歩くだけで120回／分と急激に増加し、健康な人の歩行

163

表5−5　拒食症における心拍数

	臥床	立位	歩行	ランニング
健康な人	65〜70／分	70〜75／分	75〜80／分	100〜120／分
拒食症の人	35〜45／分	80〜90／分	100〜120／分	120〜140／分
マラソン選手	35〜45／分	45〜55／分	55〜65／分	80〜100／分

時よりも脈が速くなります。この一見すると節約に逆行する現象は心臓が送り出す血液の量に関係しています。心臓が１回の収縮で送り出せる血液を"１回拍出量"といい、成人では約70ミリリットルです。心拍数が65回／分だとすると、１分間に心臓から送り出される血液は70ミリリットル×65回＝4550ミリリットル／分（約4.5リットル／分）となります。これは体重50〜60キロのヒトの循環血液量（表5−1）に相当しており、全身の血液は１分間で身体を１周して酸素や栄養を運んでいるということです。

　一方、拒食症の人では血液不足と心臓の筋力低下により１回拍出量は40から50ミリリットルに減っています。臥床時では45ミリリットル×40回＝1800ミリリットル／分（1.8リットル／分）となり、身体に送る酸素も健康な人の半分以下になっています。しかし、歩行すると手足の筋肉が酸素を必要とするため心拍数を増やし、50ミリリットル×110回＝5500ミリリットル（約5.5リットル）の心拍出量を確保します。健康な人の4.5リットルよりも多い5.5リットルを必要とするのは血液に含まれている酸素も栄養も健康な人に比べて少ないからです。実際、拒食症の人では１分間の呼吸数や１回の呼吸で交換できる空気の量も減っています。

　一方、マラソン選手はトレーニングで心臓の筋肉が強化され、１回

拍出量が100ミリリットルの"スポーツ心臓"になっています。その
ため臥床時の心拍は拒食症の人と同じぐらい少ないのですが、1分間
の心拍出量は100ミリリットル×40回＝4000ミリリットル／分（約4
リットル／分）と確保され、肺の機能も同時に強化されているため酸
素は十分に足りているのです。ちなみに、陸上部や水泳部でスポーツ
心臓になっている人が拒食症になった場合は、発病の前後で心拍数が
変わらないという場合もあります（表5－5）。

● 心臓がやせる？

　胸部レントゲン写真では真ん中に心臓の影、その左右に肺が写ります。
心胸郭比とは胸郭の幅を分母として、心臓の幅を分子とした時の比率
です。心臓は袋状の筋肉で、中には血液が入っていますが、胸部レント
ゲン写真に写る心臓のシルエットは、①心臓の中の血液、②心臓の筋肉、
③心臓の外側の液体（心嚢液）の3つが合わさったものです。Q1でダ
イエットにより血液が減少すると述べました。例えば、体重40キロで
循環血液量3.2リットルの人がダイエットをして30キロになると、循環
血液量は2.4リットルとなり、800ミリリットルの血液が失われたのと同
じ状態になります。そのため、心臓に巡ってくる血液量は減り、水風船
の水が減って萎むように、レントゲン写真やＣＴでは心臓が細くやせた
ように写ります。やせる過程で全身の筋肉は減りますが、心臓の筋肉は
少し薄くなる程度です。また、心臓の外側にある"心嚢液"は健康な人
でも10から50ミリリットルですが、拒食症では心臓が萎んでできた空間
を埋めるように染み出てきて100ミリリットル以上に増加します。

　図5－5は拒食症の人の胸部ＣＴ画像を治療の前後で比較したもの
です。治療前は血液量が減ったために心臓（中央の黒い部分）が萎んで
おり、そこには空気が入り込んで縦隔気腫（白い部分）となっています。

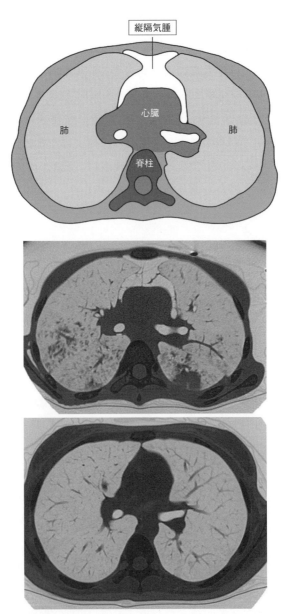

図5-5　拒食症における胸部CT画像と模式図。上、治療前、下、治療後。
　治療前の画像では心臓の萎んだ部分に空気が入り込んでいる（縦隔気腫）。

第5章 身体に起こる変化——すり替えの果て

 やせてから肌が浅黒くシワシワになり、体温も35.7度と低く、寒がりになりました。背中や手足の毛が濃くなり恥ずかしいのですが。

甲状腺機能低下の症状

 皮膚が深部から新生されないため、垢となって剥げ落ちるはずの皮膚が残り色黒になります。消費カロリー節約のため、体温は低めになり保温の目的で産毛が長くなります。

● 節約モード

基礎代謝量は心拍や呼吸、体温の維持など生きるための活動に要するエネルギーですが、食物摂取が少なくなると節約モードに切り替わります。脳の視床下部・下垂体から分泌される甲状腺刺激ホルモン（TSH）の分泌量が変化することでエネルギーをどんどん使うか、節約するかが調整されます。TSHの量に応じて喉にある甲状腺からホルモン（free T_3、T_3、free T_4、T_4）が分泌され、心拍数や体温、皮膚の潤いなどが変化します。

● low T_3症候群と甲状腺機能低下症

甲状腺ホルモンが少ない病気には、先天性甲状腺機能低下症（クレチン症／注1）、橋本病（慢性甲状腺炎／注2）がありますが、この二つは喉にある甲状腺に異常がある病気です。一方、高度のやせに伴う甲状腺機能低下では甲状腺は正常に機能していて、脳の視床下部が「食物が手に入らないから節約しよう」と判断をして、TSHの分泌自体を減らします。これがlow T_3症候群で、甲状腺ホルモンの元栓が閉

表5-6　甲状腺機能低下による症状

身体症状	疲労感	通常より疲れやすい。
	低体温	細胞分裂や代謝の低下、安静時の筋肉活動が低下する。
	除脈	心臓の消費カロリーを抑えるために心拍数を下げる。
	皮膚乾燥	汗の分泌が減少して、皺が増える。
	浅黒い肌	皮膚が新生されないため、古い皮膚を使い続ける。
	便秘と食欲低下	胃腸の運動エネルギーを節約する。
精神症状	無気力	うつ病のような無気力状態になる。

められたような状態です。

● 甲状腺機能低下による症状

全身の細胞がエネルギーを十分利用できなくなるため、いろいろな症状が出ます。表5-6に主な身体症状、精神症状を示します。

● 産毛の密生

甲状腺機能が低下すると体温が下がるために、防寒対策として産毛が長く濃くなります。

産毛は主に背中に多くありますが、これは背中には体温を上げる褐色脂肪細胞があることと関係があります。

● 冬眠と基礎代謝の低下

哺乳類には冬眠するものがあり、その間は拒食症を超えた節約モードになります（図5-6）。「体温は10度下がるごとに代謝機能が半分に

なる」と言われています。例えば、シベリアシマリスでは夏の体温が37℃、心拍数は毎分400回です。しかし冬眠中は体温が5℃までに低下し、心拍数も毎分10回以下となり、エネルギー消費量は夏の13パーセントまでに抑制されます。

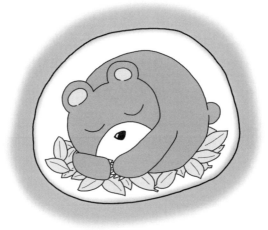

図5-6　冬眠と基礎代謝
冬眠中の動物は体温も心拍数も節約モードに設定する。

注1　先天性甲状腺機能低下症　先天性甲状腺機能低下症（クレチン症）は、生まれつき甲状腺が働かない病気で細胞分裂や代謝活動が停滞するため、身長が伸びない他、知能も伸びずに知的障害を引き起こす。
注2　橋本病　橋本病（慢性甲状腺炎）は主に成人に発症する病気で、初期には甲状腺の炎症により甲状腺ホルモンが大量に放出され甲状腺機能亢進状態となる。この炎症は自分を守る免疫細胞が勘違いして自分の甲状腺を攻撃してしまう（自己免疫疾患）ために起こる。

やせて心配になり血液検査を受けました。「タンパク質も赤血球も正常より多いぐらい」という結果でしたが。

見かけの正常

食べずにやせている場合、栄養が不足しているのは明らかです。しかし、脱水により煮詰められた形になるため、血液中の栄養分は正常に見えます。

● 見かけの正常値

　長期間にわたり食事摂取が不足している場合、身体全体としての栄養分（タンパク質、赤血球、ビタミンなど）が不足していることは明らかです。しかし、不思議なことに血液検査ではほとんどが正常値を示します。

　その理由は検査で測定しているのは採血したわずかな血液の"濃度"だからです。やせると同時に慢性的な脱水状態となり、身体を巡る血液の量（循環血液量）が減少します。つまり"血液もダイエットされる"のであり、身体全体としては栄養が足りないことを見過ごされてしまいます。

　やせ始めた当初には濃度がほとんど低下しませんが、高度のやせに至ると慢性の脱水状態になるため、煮詰められた鍋のだしのように濃度は濃くなります。その結果、摂食障害患者の血液検査を見慣れていない医師には「栄養状態は悪くない、むしろ良いぐらい」と見えてしまうのです。

　「家族が見ていない所で食べているのだろう。家族が心配し過ぎな

だけ」と思われてしまい、身体全体としては栄養不足と貧血があるのに見過ごされてしまうのです。

　実際には身体全体の赤血球やタンパク質はかなり少ないため、点滴などにより脱水の治療を行った後には一時的に薄められて濃度が下がります。このような慢性の脱水状態に対して点滴などで急速に水分を補う場合、点滴の量や速度に注意が必要です。ゆっくりと脱水になったものはゆっくりと戻さなければ危険ということですが、詳しくは第６章の「いろいろな治療」で述べます。

● 総タンパクとアルブミン

　血液中のタンパク質（血漿タンパク／注１）は主にアルブミン、グロブリン（注２）、フィブリノーゲン（注３）の３種類に分類され、それらを合わせたタンパク質の濃度が“総タンパク”で血清中の濃度は検査機器により多少異なりますが、私の勤務先では6.7から8.3g／dl（デシリットル）です。総タンパクの内60から70パーセントがアルブミンで血清中の濃度は3.8から5.3g／dlです。

　アルブミンは腸から吸収されたアミノ酸約600個を材料に肝細胞によって合成され、タンパク質の中では比較的小さな分子です。アルブミンは体重１キロあたり４から５グラムが体内に貯蔵されており（体重50キロの人では、200から250グラムのアルブミンが存在する）、全アルブミンの約40パーセントが血管内に、残り60パーセントが血管外（細胞や組織間液中）に分布しています。そして、血管内と血管外でアルブミンは相互に交換されながら、アルブミン濃度は通常3.8から5.3g／dlに保たれています（表５-７）。アルブミンは合成された後、14日から18日間で半分が分解・消費されます。

　このアルブミンは以下のような重要な役割を持っています。

表5-7　体重減少や点滴によるアルブミン濃度の試算

14歳、女子、身長155cm（標準体重　49kg）の例			
	循環血液量 （体重の８％）	血中アルブミン 総量質量	血中のアルブミン濃度 （正常：3.8～5.3g g/dl）
病前体重　45kg	3.6 L	151g	4.2 g/dl
発症後体重　33kg	2.6 L	109g	4.2 g/dl
脱水後　32kg	脱水による濃縮 ⇒　2 L	109g	5.4 g/dl 高濃度に見える
点滴後　33.5kg	点滴による希釈 ⇒　3 L	109g	3.6 g/dl 実際は低濃度

① 末端の組織にアミノ酸を供給する働き

身体のあちこちの細胞で必要な形のタンパク質を作る原材料として運搬しやすいように、アミノ酸をパック詰めにしたような物質です。

② 他の物質を運搬する働き

運搬用の箱として脂肪酸、ビタミン、ミネラル、甲状腺ホルモンなどと結合し、遠くまで安定して運ぶ役割もします。

③ 血管内に水分を引き留めておく働き

水は血管の内側から周辺の組織に染みだそうとしますが、アルブミンには水を血管内に引き留める力があり、血管内の水分を維持します。

例えるなら、肌のうるおい成分のようなものです。やせていく過程でタンパク質を摂らないとアルブミンが減少しますが、水が血管

第5章　身体に起こる変化——すり替えの果て

の外に漏れだし血液も減少するため、濃度はほとんど下がらないのです。

　さらに、浸透圧の低下で水が血管から漏れる以上に飲む水分が減少すると"見かけ上"、正常より高い検査値を示します。

● **赤血球**

　血液中の主な細胞である赤血球、白血球、血小板は骨の内側にある骨髄で作られます。

　赤血球は肺で酸素を受け取って全身に届ける役割を担います。栄養摂取が減ることで生産量が減りますが、赤血球の寿命は120日（約4か月）であるため、すぐに貧血（赤血球不足）にはなりません。アルブミンの減少により血液が濃縮されると血液検査では"見かけ上"、正常より高い検査値を示すことになります。

注1　血漿タンパク　血漿の約7パーセントを占めるタンパク質。タンパク質とは、一言でいえば、「アミノ酸が一列に繋がったもの」。血液のタンパク質は、食物から摂取され、体内に入り、小腸内で一度アミノ酸に分解される。そして最終的には肝臓に運ばれ、再びタンパク質となる。

注2　グロブリン　アルブミンとともに「総タンパク質」を形成。アルブミンが総タンパク質の50パーセントから70パーセントを占め、残りがグロブリン。グロブリンの中には「免疫グロブリン」と呼ばれるものがある。

注3　フィブリノーゲン　血液の凝固に関わるタンパク質。止血・血栓形成の役割を担う。血漿に占める割合は、0.20パーセントから0.4パーセント。

173

やせていますが、「血液検査で肝機能障害はない」と言われました。大丈夫でしょうか。

代償作用で"なんとか"正常

 肝臓は栄養の貯蔵庫で、低栄養でも正常値を保ちます。肝臓の検査値は命の危険の直前に悪化します。また急に食べ出した場合にも異常となります。

● 沈黙の臓器

　肝臓は内臓の中で最大の重量を持ち、成人男子では1.2キロから1.4キロもあります。大きいために多少の障害を受けても、他の部分が肩代わり（代償）する余裕があります。

　例えば生体肝移植のドナーとして自分の肝臓を三分の一を提供しても、1、2か月で元の大きさに再生するというぐらい増殖能力も高いのです。

　そのため、肝臓は肝硬変や肝臓癌などの病気になっても末期にならないと症状が出ない"沈黙の臓器"と呼ばれていて、治療開始が遅れがちです。肝機能が異常となるのは以下の場合です。

① 　やせが生存可能の限界に達した場合

　拒食症でやせていく場合、生存可能なギリギリまで血液検査上の肝機能値はほぼ正常です。肝臓には腸で吸収された栄養に富んだ血液が門脈を通って流れ込み、心臓からは酸素が豊富な血液が肝動脈を通って流れ込む、まさに交通の要所です。

第5章　身体に起こる変化——すり替えの果て

　肝臓は糖質（グリコーゲン／注1）の貯蔵、タンパク質の合成、脂質の加工、薬やアルコールの分解、老廃物の処理、胆汁酸の生成、ビタミンＡの貯蔵などいろいろな役割を担当しています。長期間の摂食不良では貯蔵しておいたグリコーゲンなどの栄養素を備蓄倉庫から出して供給します。しかし、いよいよ限界が近づき、あと、数週間で命が危険となるという時に初めて異常とわかります。

　逆に過剰摂取が続いて脂肪が肝臓に備蓄され過ぎると脂肪肝として肝機能に異常が出ます。

　また、腸からの栄養が少ない状態が続いた後に、急に食べ始める、持続的な点滴が始まるなどで栄養供給が再開された場合も、相対的に脂肪肝のような負担がかかって肝機能障害が起こります。

② 　低栄養に高度の脱水が加わった場合

　「％標準体重」が65パーセント未満の重度のやせとなっている患者さんが急に水分も取らなくなった場合、肝臓や筋肉への血流が減少し、急激に肝細胞や筋細胞の崩壊が起こります。しかし、原因が脱水だけならば、持続的な輸液により比較的早期に改善します。

③ 　脂質の備蓄が枯渇した場合

　「％標準体重」が65パーセント未満の重度のやせとなっている患者さんが脂質を完全に摂取しない場合、体内で合成できないために食べるしかない脂肪酸（必須脂肪酸）が枯渇して肝機能障害を起こします。この場合は少しずつ脂質を摂取することで改善します。

④ 　長期の摂食制限の後、急に食べ始めた場合（カロリー負荷）

　拒食症で体重が減少していくと、栄養の分配や貯蔵にかかる仕事

175

量が減って肝臓は休憩モードになっています。そんな時に何かの理由で急に食事量が増えた場合、肝臓の仕事量が増えて過労で肝障害をきたします。

急に食べ出す場合には、移動教室や帰省などで周囲の目を気にして食べた場合、飢餓による過食衝動が急に出た場合などがあり、③の場合とは逆になりますが、過食をやめて摂取カロリーを維持量に戻すと改善します。

⑤　薬物療法の副作用

まれに、イライラを抑える薬（向精神薬）や"こだわり"やうつ状態を抑える薬（抗うつ薬）、寝つきを良くする薬（睡眠導入剤）などが体質に合わない場合に肝障害をきたします。

しかし薬物療法の前後で血液検査をしながら使用すれば安心して使用できます。

注1　グリコーゲン　ブドウ糖が連結し枝分かれしてできた高分子の糖類で、食後の血糖上昇に際して余ったブドウ糖から主に肝臓と骨格筋で合成され貯蔵される。グリコーゲンは必要時すぐにブドウ糖に分解される利用しやすい貯蔵物質で、やせている人では貯蔵量が少ないため、低血糖になりやすい。

176

第5章 身体に起こる変化──すり替えの果て

「筋肉が大量に溶けて入院治療が必要」と言われました。大丈夫でしょうか。

横紋筋融解症

筋肉は過度の運動や脱水、浮腫、薬物の副作用などにより急激に崩壊することがあります。溶けた筋肉の残骸が腎臓に詰まると腎不全の危険があります。

　動物が植物と違う点は筋肉があり、動けることです。筋肉は自分の意思で動かせる随意筋と、意思と無関係に自律神経の制御で自動的に動く不随意筋に分けられます。骨格筋は随意筋なので食物を探索する行動や食べる行動により、生き延びることに使われています。また筋肉はその構造の違いにより横紋筋と平滑筋に分けられます。骨格筋は細長い筋繊維が束になっていて、それが縞模様に見えるので、横紋筋といいます。1つの筋細胞にたくさんの核（多核）があり、脳からの指令により一定方向に速く伸び縮みすることが可能です。

　心臓の筋肉は袋状で、心筋といいます。速い動きが必要なために心筋は骨格筋と同じ横紋筋で、生きている間ずっと動き続けるスタミナを持っています。ただ心筋は多核ではなく、単核すなわち細胞の一つひとつに核があります。また心臓は自律神経系やホルモン系の指示で心拍数を増減しますが、特殊な点は心筋独自のリズムで収縮と拡張ができることで、細胞を一つずつ切り離してもしばらくは動いています。

　平滑筋は平らなシート状の筋肉であり、それが筒状となって胃や腸、血管、気管などを形作っています。顕微鏡で見ると一つの細胞は紡錘

177

表5-8　筋肉の分類

	核の数	随意筋	不随意筋
横紋筋：早く動ける	多核	骨格筋：手足や体幹 表情筋：顔、舌など	横隔膜、食道
	単核		心筋（心臓）
平滑筋：ゆっくり動く	単核		胃、腸、血管壁、 気管・気管支

状でいろいろな方向に収縮することができますが、速度はゆっくりです（表5-8）。胃腸が食物をゆっくり運ぶことに適しています。ちなみに私たちが食べている食用の肉は、牛肉・豚肉・鶏肉・魚肉などすべてが筋肉で骨格筋が主です。人によっては「ホルモン焼き」で食べる胃や腸などの平滑筋や心臓などを好むようです。

● クレアチニン・キナーゼ

　筋肉の細胞は普通に生活しているだけで毎日少しずつ壊れ、作り直されています。その入れ替わりで壊れた筋肉の残骸が血液中に流れ出したものが、クレアチニン・キナーゼ（CK、筋原酵素）と呼ばれるものです。CKは検査機器によって異なりますが、正常値はおよそ40～190となります。CKはその人の筋肉量に比例するため、ボディビルダーは250ぐらいが普通で、拒食症でやせている人は40ぐらいが普通です。

● 筋力トレーニングの裏側

　筋力トレーニングは今ある筋肉に過度な負担をかけることで古く弱った筋肉を破壊する行為です。トレーニングの翌日には大量に壊れた筋肉の残骸のためCKは400ぐらいになり、"筋肉痛"も起こります。

第5章　身体に起こる変化——すり替えの果て

壊れて空いたスペースにもっと高性能で太い筋肉を作り直すことで筋力が増えるのです（スクラップアンドビルド）。

つまり、筋肉は今あるものが太くなるのではないのです。例えるなら古い木造住宅4軒分を壊して、6階建てのマンションを建てれば24世帯が住めるようなものです。ただし、そのためには資金が必要です。

ダイエット目的の運動では、筋肉は壊れるばかりで、どんどん細くなっていきます。またやせた状態では、筋肉に血液があまり送られないため酸素供給も減って、"息を止めて走っているようなもの"なのです。そのため筋肉は壊れやすくなっているのです。

● **横紋筋融解症**

横紋筋は身体を動かす骨格筋が主ですが、横紋筋融解症（注1）は、以下の原因で筋力トレーニングの数十倍から数百倍の筋肉が一気に溶ける病態です。

① 低栄養の状態に急な脱水や低リン、低カリウム状態等が起こった場合。

② 低栄養の状態から栄養摂取が再開され全身が浮腫んだ場合（食事摂取が急に増える、経管栄養により栄養剤が入る、持続的な点滴など）。

③ 治療薬と体質との相性が悪かった場合（悪性症候群、悪性高熱症）。

④ 多発骨折などの外傷を起こした場合。

この状態で多めの運動を行うと筋肉が一気に壊れて血液中のCKの

値が400〜600ほどに高くなります。

　横紋筋融解症が起こると"耐え難い筋肉痛"と脱力が起こり、溶けた筋肉の残骸により尿が赤褐色尿（ミオグロビン尿）になります。重症の場合は、多量のミオグロビン（注2）が腎臓の尿細管細胞という部分を傷害し、急性腎不全症状（乏尿、高カリウム血症、アシドーシス／注3）を引き起こし血液透析が必要となることもあります。

コラム　やせと薄毛

　髪の毛は約10万本あり、ケラチンという固いタンパク質でできています。毛は毛根から芽が出て、4年から6年間（成長期）は毎月約1センチ伸び続けます。成長期が終わっても3か月から6か月（休止期）は、そのまま残っています。新しい芽が下から出てくると、古い毛は押し出されて抜けます。したがって栄養が再開されて1か月頃に抜け毛が増えますが、禿にはなりません。健康な人でも毎日100本ぐらいの髪の毛は自然に抜けてゆきますが、やせが3年以上続くと根が枯れる割に新芽が出ないために薄毛になってしまいます。

注1　横紋筋融解症　骨格筋細胞の壊死や融解によって、筋肉の細胞成分が血液中に溶け出し、腎臓の尿細管を詰まらせ、急性腎不全を併発することがある。

注2　ミオグロビン　筋肉中にあるヘモグロビンに似た色素タンパク質。代表的な鉄タンパク質の一つ。ヘモグロビンと同じく赤色を呈する。水生哺乳類の筋肉に多量に含まれる。クジラ、イルカ等の肉の「赤い色」はこのミオグロビンの色である。

注3　アシドーシス　体液中で、酸に対しアルカリ成分が減少する現象。アシドーシスは中枢神経系への影響が大きい。

第5章　身体に起こる変化──すり替えの果て

「血糖値が非常に低い」と言われましたが、大丈夫でしょうか。

食後に起こる低血糖

慢性的な低栄養では血糖値は低めに調整されています。やせた人では食後に血糖値が食前より極端に下がり、低血糖症状が出ることがあります。

● 筋肉を食べる脳

　脳以外の細胞はブドウ糖が無ければ脂肪を分解して活動を続けられますが、脳の神経細胞はブドウ糖しか食べられず、脂肪をエネルギーとして利用できません。そのため体内に貯蔵されたグリコーゲン（ブドウ糖の塊）が枯渇すると、筋肉を壊してアミノ酸をブドウ糖に変換する、つまり、"脳が筋肉を食べて生き延びる"のです。それでもなお血中のブドウ糖濃度（血糖値）が低下すると頭痛、倦怠感、発汗、めまいのほか、脈が速くなる（頻脈）、呼吸が早くなる（呼吸速迫）などの低血糖症状が起こります。

　低血糖が重症の場合は、けいれんや意識消失が起こり転倒などでけがをするため危険です。低血糖症の症状には交感神経症状と中枢神経症状の2種類があります。交感神経症状は低血糖時の交感神経機能の亢進症状で、発汗、動悸、手の震えなどが起こります。中枢神経症状は低血糖になると、眠気に襲われ、脱力感・集中力の低下を招き、奇声をあげたり、暴力を振るうなどの精神症状も現われます。また「過食衝動」は、この低血糖症の中枢神経症状によるものです（表5-9）。

181

表5-9　血糖値低下による神経症状

血糖値 （正常値：70mg/dl 以上）	交感神経症状	中枢神経症状
50mg/dl 以下	発汗、動悸、頻脈、手足の震え、吐き気、嘔吐、飢餓感、倦怠感	眠気、脱力、集中力低下 精神症状としてせん妄（こわ張った表情、奇声をあげ、暴力をふるう）、過食衝動
30mg/dl 以下		けいれん、意識消失、昏睡

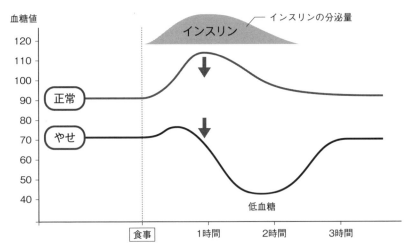

図5-7　食後のインスリン分泌量と血糖値の変動

● **空腹時血糖と食後低血糖**

　低栄養が慢性的な摂食障害の患者さんの場合、空腹時の血糖値が徐々に下がっていきます。その結果、健常人よりも低い血糖となっても"低血糖症状"が出ません。
　一方、やせた人の食後の血糖変動は特殊で血糖を下げるホルモン（イ

ンスリン）が出過ぎるために食後の１時間から２時間後に低血糖症状が現われやすいのです。これは胃切除後の患者さんに起こる食後２時間から３時間後の低血糖（晩期ダンピング症候群）と似ている部分がありますが少し違います。ダンピング症候群では一旦高血糖になってから低血糖になりますが、慢性的な低栄養の患者さんでは血糖が少し上がっただけで、血糖を下げるホルモン（インスリン）の分泌が活発化して低血糖となります（図５－７）。

コラム

ダンピング症候群（胃切除後症候群）

　胃がんなどのため胃を摘出した患者さんの食後に起こる症状群です。胃切除後は食物が一旦溜まる胃がないため、すぐに腸に運ばれます。その結果、早期ダンピング症候群では、食後５分から30分で腸が激しく動かされ血管を拡張させる物質が分泌されて、低血圧の症状（冷や汗やめまい、動悸、しびれ感、腹痛、倦怠感など）が出現します。この場合は脳への血流を確保するためにしばらく横になると良いでしょう。

　また、晩期ダンピング症候群では、食後２、３時間経過後低血糖症状（頭痛、倦怠感、発汗、めまい、脈や呼吸が早くなる）が起こります。これは小腸に急速に流れ込む糖質が急激に吸収されて一時的に高血糖になり、その反動で血糖を下げるホルモン（インスリン）が、吸収する糖質が無くなってからも長く分泌されるために低血糖になるものです。低血糖症状が出たらアメやジュースなどで糖分を補給すると良いでしょう。

ダイエットの途中で空腹を感じなくなり、逆に食べ始めるとお腹が張り、腹痛や下痢が起こりました。

胃腸への血流低下

 体重減少に伴い胃腸に分配される血液量が減ってしまいます。そのため腸の動きが低下し、消化・吸収能力も低下します。

● 胃腸の血流減少

　脳の神経細胞は約1000億個あると言われますが、胃腸の神経細胞は約１億個あり身体の中で２番目に多いため"第２の脳"と言われています。

　原始的な動物であるナマコは筒状の腸だけのような生物であり、小さな脳はあるものの腸管は脳の指令なしに独自に消化運動を行います。ヒトでも小腸は脳からの指令を受けず、独自の神経のネットワーク（マイスナー神経叢、アウエルバッハ神経叢）により全自動で消化と吸収が行えます。

　実際に神経伝達物質の一つでこころを安定させる"幸せホルモン"とも呼ばれるセロトニンは、95パーセントが腸に存在します。

　しかし極端にやせた結果、全身をめぐる血液（循環血液量）が減少するため、胃腸の血液循環が悪くなります。胃袋が伸びようとしても血液が少ないために膨むことが難しくなり、食べ始めてすぐにお腹が一杯（早期飽満感）になったり、食後の吐き気や腹痛などが起こったりします。

第5章　身体に起こる変化──すり替えの果て

● 消化・吸収力の低下

　胃腸は食物を消化液と混ぜながら運ぶ“ベルトコンベアー”のようなものです。しかしほとんど食物が運ばれてこないと、あまり動かないため「省エネ」モードとなり、便秘になります。健康な人は食べたものが1日から3日後には便として排出されますが、拒食症の人では口から肛門までの移動に10日以上かかることもあります。胃やすい臓、胆のうからの消化酵素の分泌も減るため、食物を十分に消化することができません。

　小腸には消化された栄養素を広い面積で吸収するために腸絨毛という無数の突起があります。成人男性の場合で腸の吸収面積はテニスコート1面とほぼ同じ面積になります。腸絨毛は皮膚と同じようにどんどん作られますが、栄養状態が悪いと剥がれ落ちるばかりで吸収面積は半分程度に減ってしまいます。その状態で急にたくさんの食事を摂取すると消化も吸収もできずに消化不良性の下痢になりがちです。さらにやせてしまうと、本人が食べようとしても腸が機能しない状態になり、自力で食べて栄養を吸収することは困難になります。そのような場合の再栄養は輸液に頼らざるを得ません。

● 上腸間膜動脈症候群

　口から入った食物は食道→胃→十二指腸→小腸へと運ばれていきます。その途中にある十二指腸は下行大動脈と上腸間膜動脈（小腸、大腸に血液を送る動脈）という2本の動脈の間を通っています。長期間のやせにより腸の脂肪がやせる結果、2本の動脈の間（V字型の分岐部）が閉じてしまい、十二指腸がクリップで挟まれたようになるため食物が通過しにくく、そのため腹痛やお腹の張り、吐き気などが起こります（図5-8）。

185

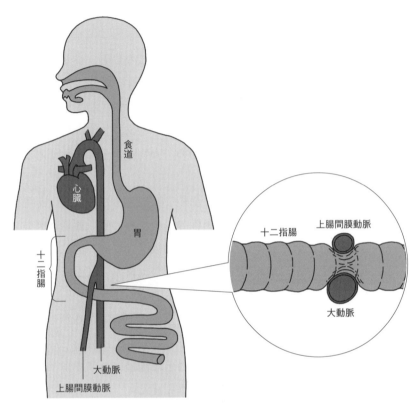

図5−8　上腸間膜動脈症候群
　拒食症による障害の一つ。長期間「やせ」の状態にあると、腸の脂肪もやせて、大動脈と上腸間膜動脈の間が徐々に閉じてゆく。するとその間にある十二指腸は二つの動脈にきつく挟まれた状態となる。このことによって食物の流動が悪くなり、腹痛、吐き気などが起こる症状。

第5章　身体に起こる変化——すり替えの果て

「やせたのは脳腫瘍かもしれない」と言われ、頭部MRIを撮ると、「腫瘍はないが脳が縮んでいる」と言われました。

ダイエットで脳が縮む

脳の6割は脂肪細胞の一種であるグリア細胞なので、食事を制限すると脳は縮みます。グリア細胞が弱ると大事な神経細胞も壊れやすくなります。

● 脳腫瘍の合併に注意

　意図的なダイエットをしている人とやせ願望がある拒食症の患者さんは、ともに、食欲不振の原因が脳腫瘍ではないことを確かめるために、頭部CTかMRIは必ず行うべきです。私の患者さんではありませんが、精神的には確かに拒食症でもあり、たまたま脳腫瘍も合併していた患者さんがいて、不幸な転帰をたどられたそうです。

　標準体重の70パーセント以下の患者さんにはほとんど脳萎縮がみられます。なお、アルツハイマー病などの認知症でも脳萎縮が起こりますが、縮んでいる理由は全く違います（図5-9）。

● 大脳の構造

　大脳にはたくさんの皺があり、俗に「脳の皺が多い人は頭が良い」と言われます。大脳の表面には三角錐の形をした神経細胞（錐体細胞〈すいたいさいぼう〉）が密集した厚さ数ミリの層があり、灰色に見えるために灰白質〈かいはくしつ〉と呼ばれます。進化の過程で錐体細胞が増加したため、表面を波打たせて折りたたまれた脳溝が皺のように見えているのです。この皺を平らに伸

187

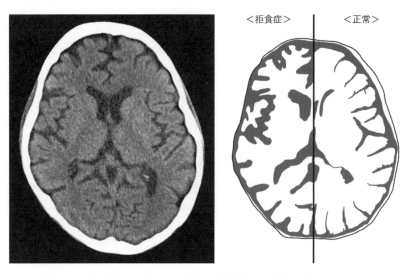

図5−9　拒食症の頭部MRI（左）と健常者との差を強調した模式図

ばすと畳1枚分以上になります。

　錐体細胞の一部が伸びて電気信号を伝える電線を軸索といい、軸索にシート状に巻き付いているものを髄鞘（ずいしょう）といいます。髄鞘はオリゴデンドロサイトという脂肪細胞の一種で主にリン脂質でできており、電気を通さないので、隣の電線と信号が混ざらないようになっています。灰白質からたくさんの軸索が脳の中心部に向かう部分は白く見えるために白質と呼ばれます。例えるなら、LSI（集積回路）やダイオードなどの電子部品が錐体細胞にあたり、そこから伸びるリード線が軸索にあたります（図5 - 10）。

　リード線は内側が電気を通す銅線で軸索にあたり、外側を取り巻くビニールは電気信号が隣の銅線と混ざらないように絶縁体の役割をする髄鞘にあたります。オリゴデンドロサイトが軸索を取り巻いている神経（有髄神経）と取り巻いていない神経（無髄神経）とでは電気信号の

第5章 身体に起こる変化——すり替えの果て

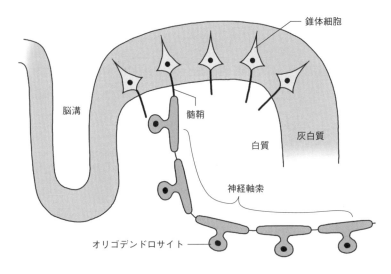

図5−10　錐体細胞とオリゴデンドロサイト
錐体細胞は、大脳皮質と海馬にある神経細胞。その80パーセントが大脳皮質にある。

伝わる速度が10倍も違うのです。原始的な無髄神経は下等動物が主に利用しており、ヒトでは自律神経系など一部にしか使われていません。

● 脳の6割は脂肪細胞

　脳では神経細胞が主役ですが、それを支える裏方としてグリア細胞はなくてはならないもので、神経細胞の10倍の数があると言われています。"グリア"とはギリシア語で膠(にかわ)を意味し、膠の主成分はゼラチンです。神経細胞と神経細胞の空間を埋めるグリア細胞は実は脂肪細胞なのです。グリア細胞には、①神経細胞から伸びる髄鞘を守るオリゴデンドロサイト、②傷付いた神経細胞の修復や除去を担当するミクログリア、③脳室などの空洞の表面にある上衣細胞(じょういさいぼう)、④脳の血管から栄養を取り込み神経細胞に渡すアストロサイト、などがあります。

アストロサイトは血管に有毒物や病原体を入れない、警備員としての役割（血液脳関門）もしています。

　ヒトの大脳皮質には140億個、脳全体で1000億個の神経細胞があると言われていますが、健康な人でも毎日10万個の神経細胞が壊れているという説もあります。それに従って計算すると90歳の時点でもまだ110億個残っています。認知症の人はもっと早くに神経細胞が壊れる病気（アルツハイマー病など）になり、神経細胞自体が減って脳が萎縮し、知能も低下します。

　一方、拒食症の人は身体の脂肪細胞が減るのと同様に、脳内の脂肪細胞であるグリア細胞が減少して脳が萎縮していますが知能はほとんど障害されませんし、体重が回復すると脳の萎縮も回復します。だからといって安心できないのは、拒食症では脳を守る各種のグリア細胞が少ないために、神経細胞が壊れやすくなっている点です。これまで私が出会った子どもの患者さんに知能検査で差が出るほど知能が低下した人はいませんが、摂食障害を十年以上患っている大人の患者さんでは未知数です。

● 必須脂肪酸（EPA、DHA など）

　身体にある脂肪を減らすために極端に脂肪分の摂取を減らす人がいます。確かに余った栄養分は脂肪として蓄えられますが、体内では合成できないために摂取するしかないものとして、ビタミン類、必須アミノ酸、そして必須脂肪酸があります。ヒトや多くの動物にとってω（オメガ）－6脂肪酸の“リノール酸”、ω－3脂肪酸の“α－リノレン酸”が必須脂肪酸です。

　また1978年には、アラスカのイヌイットの人たちに心筋梗塞の発生率が低い理由として、血栓の形成を阻害するエイコサペンタエン酸

第5章　身体に起こる変化——すり替えの果て

（EPA）が豊富な海洋性脂質（アザラシ、クジラ、魚類など）を多く摂取
しているからと報告されています。また最近サプリメントとして有名
な、主に脳や網膜などの神経系と母乳に多く存在するドコサヘキサエ
ン酸（DHA）は、記憶力の改善や視力低下の軽減に有効であるとされ
ています。

> ### コラム　低炭水化物ダイエット
>
> 　低炭水化物ダイエット（糖質制限食）とは、肥満や糖尿病の
> 治療を目的として総摂取カロリーは減らさずに、本来60パー
> セントを占める炭水化物の摂取比率を下げて、タンパク質と
> 脂質を多くする食事療法です。しかし、2013年に日本糖尿病
> 学会は「日本人の肥満の是正と糖尿病予防に関しては "運動
> 療法とともに積極的な食事療法" と "総エネルギー摂取量の
> 制限" がもっとも重要であり、カロリー制限なしの炭水化物
> 摂取制限は、長期的な食事療法としての科学的根拠が不足し
> ているため現時点では推奨できない」としています。
>
> 　また、インターネットなどでダイエット法として一般に広
> まったのは「炭水化物を抜く」ですが、その分のタンパク質
> や脂質を増やす訳でもない、総摂取カロリーを減らした方法
> です。これでは脳に十分なブドウ糖が供給されないために低
> 血糖を起こし階段や自転車では大けがをする人が後を絶ちま
> せん。さらに2012年の調査研究では、低糖質食は総死亡率を
> 増加させるとされています。

191

やせ気味で中学3年生になっても初潮がなく、その後、初潮はあったのですが、数か月後に止まりました。

種族保存より個体保存優先

 月経は妊娠、出産の準備ですが、やせにより「今は食糧危機で生んでも育てられない」と、本能が判断して月経を止めるのです。

● こころと身体の思春期

　心理的な思春期は主体性やアイデンティティの確立がテーマであることは第2章で述べましたが、身体的な思春期である二次性徴も同じ時期に起こります。この心理面と身体面の大きな変化が同時期に起こるのは決してたまたまなのではありません。本能と衝動をつかさどる視床下部、下垂体が"種族保存の欲求"に沿った活動を始めるからで、身体的変化をもたらすとともに、大事な対象が親から異性へ移り、性的衝動も高まっていきます。

　哺乳類は生殖可能な年齢になると、近親婚を避けるためにオスは群れを離れますし、ヒトもある年齢になると親と離れて暮らし、異性を探すようになります。この行動は本能に沿っているのです。最近の研究では男女ともに性ホルモンは精巣や卵巣に作用するだけではなく、脳の神経回路の組み替えを促進していることが見出されています。

● 初潮と女性ホルモン

　視床下部の指示を受けた下垂体は卵巣を刺激する黄体化ホルモン

（LH）、卵胞刺激ホルモン（FSH）を分泌します。LH、FSHが分泌されると、卵巣は女性ホルモン（エストロゲンやプロゲステロン）を作り分泌します。初潮は10歳から13歳で起こることが多いのですが、その数年前の8歳から10歳ごろからエストロゲンは徐々に増加し、乳房がふくらみはじめ、わき毛や陰毛が生え始め、おりもの（帯下）が増加します。

　エストロゲンとプロゲステロンの分泌量がさらに増加し、約1か月周期で増減する周期が定着すると月経が起こります。生理周期の前半にエストロゲンは子宮の内壁を肥厚させ、受精卵を育てるためのベッドを作ります。次に卵子が放出されるとプロゲステロンがベッドを維持しますが、受精卵が着床しないと古い子宮内壁は溶け落ち経血として捨てられます。

　健康な人では月経は約1か月周期で起こりますが、栄養が供給されない場合、「今は食糧危機で妊娠や出産に回す栄養が母体にないし、産まれた子どもにも食べさせる物がない」と本能的に判断して月経を止めるのです。

　実際にやせている間の血液検査ではLHやFSH、エストロゲンは測定できないほど少なくなっています。やせのために初潮が来ない人や一度あった月経が止まることは、体重が正常化しても半年以上続くことがあります。しかし、何度も拒食状態を繰り返さなければ将来の妊娠・出産は可能です。

　ちなみに男子では女子より2年遅れて精巣から男性ホルモン（テストステロン）の分泌が増加し、12歳以降に睾丸が膨らみ、わき毛や陰毛が生え、声変りが起こります。また、エストロゲンもテストステロンもともに成長ホルモンと協調して骨を伸ばし、骨を固く強くする働きも持っています。そのため思春期には1年で10センチも身長が伸びることも珍しくありません。

やせ始めてから、身長が伸びなくなりました。身長は伸びてほしいのですが、太りたくはありません。

成長より個体保存優先

 栄養摂取が少ないと、成長するよりも生き延びることを優先するため、ホルモンも減少します。成長期のダイエットは、将来のマイナスが大きいのでお勧めできません。

● 性ホルモンによる身長増加作用

　身長は小学1年生から4年生までは年に約5センチ程度のペースで伸びますが、これは主に成長ホルモンの作用によるものです。女子では小学5年生から中学1年生頃には性ホルモンの作用も加わり手足の骨が急激に伸びるため、年に7センチから10センチ伸びます。身長の増加分は胴体ではなく主に脚部です。

　性ホルモンは骨の密度を高めるとともに、骨の成長点にある骨端線で細胞分裂を活発化させます。それと同時に、骨端線での伸長活動を数年後に終える準備もします。

　そのため女子では中学2年生以降は年に2センチ程度しか伸びなくなり、15歳で最終身長に達するため、高校生以降ではほとんど伸びません。つまり、思春期に性ホルモンが分泌され始めるとラストスパートで骨がグッと伸びた後、最終身長のゴール地点からは伸びなくなります。

　なお、男子では性ホルモンの分泌開始が2年遅れるため、最終身長への到達は17歳、高校2年生頃になります。図5-11（A、B）に標

表5-10　最終身長の予測式

| 女子 | （父の身長＋母の身長−13）÷ 2 |
| 男子 | （父の身長＋母の身長＋13）÷ 2 |

準的な男女別の身長・体重曲線を示しますが、今は親が思春期を過ごした時代よりも栄養状態が良くなり、適度な運動もしているため、若者の身長は親世代より約3センチ高くなっています（表5-10）。

● やせた人の身長増加

　成長期に小食になっても最初は体重がほぼ横ばいになるだけなので、家族は「あまり体重が増えないな」としか思いません。しかし、体重が横ばい程度に食事を摂取していれば最初の1年間は身長が伸びます。「身長が伸びているのにもかかわらず、体重が横ばい」ということは体重が減少したのと同じことです。

　思春期には「身長が1センチ伸びれば体重は1キロ増える」のが普通です。さらに小食が2年目になると、身長は伸びますが本来の半分程度の年間2センチ程度に留まります。これは成長ホルモンが分泌されても、骨を作るタンパク質やカルシウムが不足しているからです。身長が一番伸びる思春期に栄養不良であると、成人になってからの最終的な身長は、両親の身長から予測される値より低くなってしまいます。

　なお、一度伸びた身長は減ることはありません。ただし、寝る前の身長は起きた時より約0.5センチ減っています。また、やせた結果、腹筋や背筋が弱まると、重力に逆らってピンと背筋を伸ばして立つことができなくなり、約1センチ縮んだようになります。

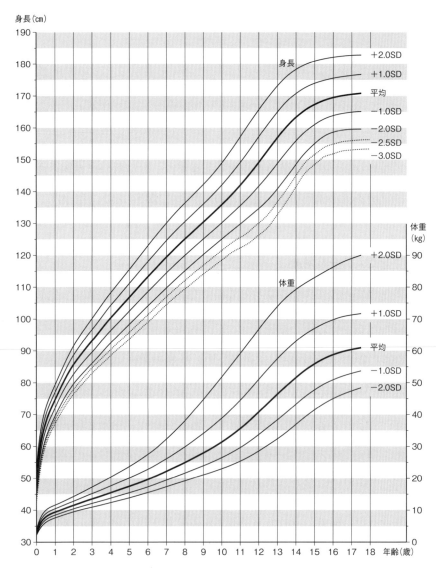

日本小児内分泌学会（加藤則子、磯島毅、村田光範他）Clin Pediatr Endocrinol　25：71〜76，2016より改変引用（原典は2000年度乳幼児身体発育調査・学校保健統計調査）。

図5−11−A　身長・体重曲線、男子（SD表示／注1）

第5章 身体に起こる変化——すり替えの果て

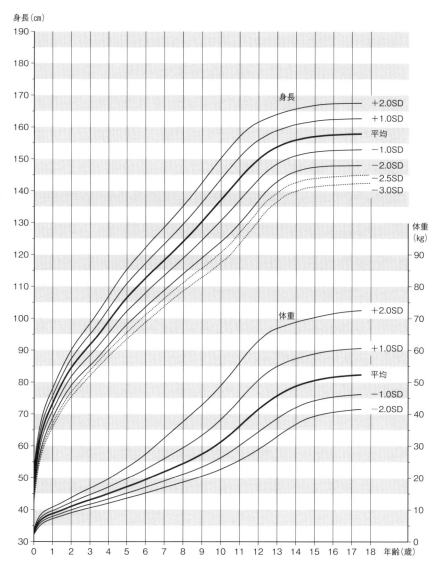

日本小児内分泌学会（加藤則子、磯島毅、村田光範他）Clin Pediatr Endocrinol 25：71～76, 2016より改変引用（原典は2000年度乳幼児身体発育調査・学校保健統計調査）。

図5-11-B　身長・体重曲線、女子（SD表示）

●"ダイエットの神"がいつ舞い降りるか

　太っていた人にある日、「ダイエットの神が舞い降りたー」と仰天チェンジの姿を公開するＴＶ番組があります。

　出演する女性たちは体重90キロ以上の明らかな肥満ですが、小学生時代からよく食べていたので、ずっと肥満ですが、身長も骨密度も十分高いのです。そして、「神の降臨」でダイエットを始めたのは成長期が終わった18歳以降なのです。

　また、長身でスリムなタレントやモデルが最終身長163センチほどになっているということは、思春期の成長期にはやせておらず、女性ホルモンも分泌されていたことを物語っています。

　一方、小学４年生から中学３年生の成長期にダイエットをすると、発育のための栄養が十分でなく、性ホルモンも出ないため、「最終身長で７、８センチも損」なのです。

　つまり高身長でスリムなモデル体型を目指すなら、ダイエットは高校卒業後にするのが賢明です。

注1　SD表示　standard deviationの略語で「標準偏差」のこと。テストの点数や身長などにおいて、全体の平均から各自のバラつきを示す値。偏差値とは平均からのズレの度合を表わす。

第5章 身体に起こる変化——すり替えの果て

骨の検査をしたら骨密度が低いと言われました。骨折しやすいのでしょうか。

骨の貯金は思春期まで

思春期は女性ホルモンにより骨の固さが増します。20歳以降、骨密度はほぼ横ばいですが、閉経後は急速に減少し骨粗鬆症の危険があります。

● 骨密度の年齢変化

　骨の外側はタンパク質とリン酸カルシウムでできていますが、内部には血液を作る骨髄があります。骨の固さや厚みは骨密度検査で測定できます。思春期から大人にかけて骨の長さも厚みも増して骨折しにくくなり、女子では20歳の骨が一番丈夫で以降は少しずつ減っていきます。思春期は「まだ子どもを産めない身体」から「出産が可能な身体」に切り替わる時期で、自律神経系やホルモン系が切り替わる時期のため、こころが不安定になります。

　一方、更年期は再び子どもを産まない身体に戻る時期で、性ホルモンの減少により身体に不調が起こります（更年期障害）。更年期は女性では45歳頃に始まり月経はやがて無くなります（閉経）。女性ホルモンは骨密度を保つ働きがあるため、閉経後は急速に骨密度が低下し、60代で骨折しやすい状態（骨粗鬆症）になる危険があります（図5－12）。

　男性は子どもの頃から女性より骨密度が高いこと、30歳まで骨密度が増加すること、男性の更年期は女性より10年遅れて始まり骨密度の減少もゆるやかなため骨粗鬆症にはなりにくいのです。

199

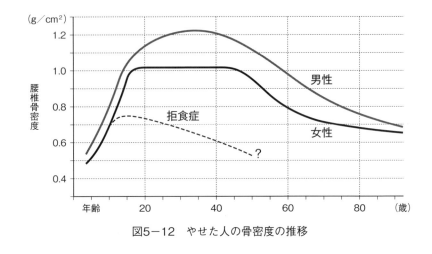

図5-12　やせた人の骨密度の推移

● **思春期の骨密度低下**

　10歳を過ぎてもやせのために初潮が無い場合や、初潮後に無月経になると女性ホルモンの分泌が少ないために骨密度は低下します。やせの期間が1年程度であれば将来の骨の強さに影響は少ないと言われていますが、数年続くと40代で骨折しやすくなります。「日本人の平均寿命」については、食べるものが十分でなかった江戸時代までの、庶民の平均寿命は40代であったことを第1章のQ6コラムで述べましたが、その理由はちょっとした転倒でも大腿骨を骨折し、歩けなくなって老化が進むことが一因でした。大腿骨を骨折しないまでも尻餅をついた程度の衝撃で背骨の椎体が圧迫骨折し、腰が前のめりに曲がって歩行や仕事が難しくなります。

　骨折して腰が曲がると昔は杖を突いていました。最近では70代でもテニスや登山を楽しむ元気な高齢者も増えています。将来、どちらになるかは思春期の食生活と適度な運動（過度な運動ではなく）が左右するでしょう。

第6章

いろいろな治療

――迷宮の出口

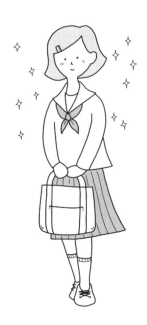

拒食症の治療では何を目指せば良いのでしょうか。偏食なく適切な量を食べることですか。

治療目標

 患者も家族も身体にすり替えられたやせ症状に惑わされず、本当の課題を浮き彫りにし、成長・変化によって"生き辛さ"を克服することです。

● "発症の目的"を"治療の目的"に

　摂食障害を発症することには"原因ではなく、目的がある"ことはすでに述べた通りです（第1章参照）。つまり、発症した時に新たな原因が起こったのではなく、"生まれた時からの大人の意向に沿った生き方"から、心理的な思春期（独立依存葛藤）を経て"主体的な生き方"を手に入れたいという目的があるのです。だからこそ思春期に発症しやすい病気なのです。もちろん、すべての子どもに共通する心理的変化の他に、人によって違う発症要因があります（第2章参照）。食行動の異常という"偽りの症状"に惑わされずに、真の心理的課題を発掘し混乱を解いていくことで"こころの行き詰まり"から解き放たれることを目指しましょう。

● こころ、考え、身体のどこを治療？

　"こころの痛み"を偏った"考え"にすり替え、結果的に"身体"にやせをもたらしている病気に対して、どこに焦点を当てた治療をするかで（図6-1）、道は大きく分かれます。身体面の治療として、命

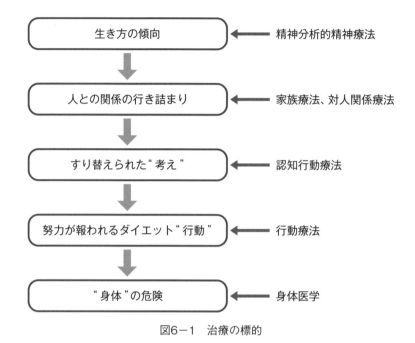

図6-1　治療の標的

の危険を避けることはもちろん大切ですが、経管栄養や輸液療法などの強制栄養により受け身的に体重だけを増やしても、根本的な解決にならないのは明らかで、何度でも再発するでしょう。

　自分自身で食べる行動を促す治療としては、退院できる目標体重を決めた行動療法がありますが、多く再発します。行動療法の進化版ともいえる認知行動療法では、行動を引き起こす"考え（認知）"に働きかけ、「やせることが良いことをもたらさない」、「本当に困っていることは何か」を面接で聞きながら行動療法を併用するもので、一定の効果があります。

　また、「どこまでもやせを目指す」という"考え"が家族関係や対人関係の行き詰まりから目を背けるために生じていると考えるなら、

身近な人との関係の取り方を考える対人関係療法や、家族が一緒に面接をうける家族療法などがあります。

イギリスの国立医療技術評価機構（National Institute for Health and Care Excellence：NICE）の治療ガイドラインに「児童・思春期の摂食障害患者については、直接働きかける家族介入が提供されるべきである」とあります。子どもの摂食障害は心理的な自立（主体性の確立）、大人から与えられたものではない自分らしさの確立（アイデンティティの確立）のために家族で取り組むことがカギであることを物語っています。

症状の源流ともいえる心理的課題や家族関係の変更に取り組む方法として精神分析的な精神療法（力動的精神療法）があります。私は子どもと家族の両方に別々に話を聞くことで、子どもの無意識にある気持ちと考えのバランス、家族間の力関係を変化させていくことが再発の少ない治療だと思います。

● 治療施設の選択

摂食障害に対して、世界中の治療施設でいろいろな治療が行われており、治療の効果が検証されています。NICEによる治療ガイドラインでは、「過食症には認知行動療法が有効である」という統計的な結果が出ていますが、「拒食症に対して決定打となる治療はまだ確立されていない」ともあります。しかし、がっかりすることはありません。決定打となる治療が確立されていない理由は、摂食障害にはいろいろな病型（第2章参照）、いろいろな精神病理（第3章参照）があるためです。すべての患者さんに共通した原因がないので、当然ながらすべてに有効な治療法がないのです。それでも私はそれぞれの患者さんと家族にあった治療法はあると思っています。

さて、治療方法の選択はお見合いのようなものです。身体的な検査

第6章　いろいろな治療──迷宮の出口

を勧めながら生まれ育った経過や現在の環境を詳しく聞き取り、治療者からは見立てと治療方針を説明します。患者さんと家族はそれぞれ考えた上で治療方法を選ぶことになります。そのため、私のいる施設を受診された場合でも、他の治療施設へご紹介することもあります。

　適切な治療法を選択しても残念ながら効果が乏しいこともあります。ほとんどの場合、患者さんは「自分は病気ではない」と言い、医療機関の受診や心理療法を受けることを拒みます。大事なことは家族がしっかりと患者さんの通院継続をサポートする覚悟を持ち続けることです。再発を繰り返すのは、少し食べるようになったからと油断して家族の判断で受診の間隔を空けてしまったり、治療を中断したりするためです。もちろん、かなり治療がうまく進んで状態が良くなっている場合に、治療者の判断で受診間隔を空けることには意味があるでしょう。また逆に状態が好転せず、治療者と患者・家族で治療方針を共有できない場合、しばらくご家族の考えでやってみる体験は次の展開の準備として意味があります。

コラム

NICE治療ガイドライン

　イギリスの国立医療技術評価機構（NICE）は身体の病気や精神の病気について医学的な論文を検討し、治療の有効性やコストパフォーマンスを考慮した治療のガイドラインを作成しています。このNICEガイドラインは国際的に評価が高いものです。摂食障害に関する主なものを抜粋・要約して以下に示します。

205

①児童思春期の治療には、通常は兄弟姉妹を含め、家族が参加すべきである。家族に対する援助には、情報の共有、行動面のマネジメント、コミュニケーションを円滑にすることが含まれる。家族全体との面接とは別に、個別の面接も提供されるべきである。

②神経性やせ症の心理療法として考慮されるべきは、認知的分析的療法、認知行動療法、対人関係療法、焦点付力動的精神療法、摂食障害に明確に焦点を当てた家族介入などである。どの心理療法を選択するかにおいては、患者や家族の希望を考慮に入れるべきである。

③神経性やせ症患者のほとんどは身体的モニタリングを伴った心理療法を、その技術があり摂食障害の身体的リスクを評価できる医療者が提供することにより、外来で治療されるべきである。

④神経性やせ症の患者において、外来での心理療法の経過中、明らかな悪化がみられたり、あるいは、外来での心理治療を適切な期間提供し完了したにもかかわらず、大きな改善がみられない場合は「より集中的な次のレベルの治療」、例えば個人療法から、個人療法と家族療法との組み合わせに移行する、あるいはデイケア、入院治療などを考慮するべきである。

摂食障害は何科に受診すれば良いのでしょうか。また、どのような治療が行われるのですか。

治療法と診療科

まずは身体の検査ができる小児科へ行きましょう。検査で異常がなければ、摂食障害の治療経験がある小児科や心療内科、児童精神科などを紹介してもらいましょう。

● 減ってゆく受け入れ病院

　大人の摂食障害を受け入れている医療機関は、以前から少なかったのですが、ここ10年間でさらに減っています。その原因の一つは平成12年に保険医療制度が改正され、摂食障害のように長期の入院が必要な患者さんでは病院収益の中心となる入院基本料（注1）が減らされたからです。長く入院すればするほど病院の経営上不利になるためです。もう一つの原因は、拒食症が"こころと身体の両方の治療が必要"なため、内科と精神科が密接に連携して治療するか、心療内科がこころと身体をまとめて治療するしかないからです。

　精神科の場合、高度のやせ患者さんの身体面を十分に診ることができないため、やせが軽症か中等症までしか受け入れられません。しかも、日本の精神科医の多くは精神療法（心理療法）の訓練を受けていません。

　一方、内科や小児科の場合、身体面の診療はある程度安心できますが、「太るのが嫌で入院してからも筋力トレーニングや立ち歩きにより安静臥床が守れない」、「点滴や経管栄養を自分で抜いてしまう」、「無

断で家に帰ってしまう」などの問題行動のために身体的な治療もまま
ならないことがあります。そのような理由で、摂食障害は精神科でも
内科や小児科でも治療を受け入れることが難しい病気なのです。

● **体重増加を目的とするか、どうか**

　拒食症は"こころの痛み"を偏った"考え"にすり替え、結果的に
"身体"にやせをもたらしているという病気ですが、それに対してど
の部分をターゲットとして治療するかにより、治療方法は自ずと決
まってきます。

　命の危険がある状態では医師や心理士も「心理療法どころではない」
となり、まずは体重を増やすことを目的とすることが多くなります。
しかし、検査結果の丁寧な説明や栄養指導でもほとんど食事の摂取量
が増えないことが多いようです。その理由として、「ヒトは飢餓状態
では正しくものを考えることができなくなる」という説があり、「体
重を先に増やしてからでないと心理療法は効果が出ない」と考えてい
る医師が多いからです。しかし、体重が増えてしまった後から、ここ
ろの作業をしようとしても、患者も家族も「問題は解決したかのよう
な錯覚」に陥って、心理療法を継続する動機がなくなってしまいます。
そして、半年後に再発するようなことが経験されます。

　一方、私は再発しない治療を模索する中で、第7章で紹介する"定
常体重療法"にたどり着きました。体重はあえて増やさず、少ない体
重のまま身体を維持できる最低カロリーを輸液することで、脳の飢餓
衝動は落ち着き、心理的洞察を含めた心理療法が可能となることを発
見し、実践してきました。食事を摂ることや体重を増やすことは、「元
の生活に戻って、辛いまま生き続ける」ことを強いることになってし
まい、患者さんは治ることに抵抗します。体重は死なないレベルを維

208

第6章　いろいろな治療──迷宮の出口

表6−1　いろいろな治療法と診療科

体重増加を 目的とした治療	心理教育（説明と説得） 栄養指導	小児科・内科
	認知行動療法 （患者の自由意思に基づいた行動制限療法）	心療内科
	認知行動療法 （医師と家族の意思に基づいた行動制限療法）	精神科 児童精神科
体重増加を 目的としない治療	家族療法 （家族療法の研修を受けた医師・心理士による）	医療機関 心理療法施設
	精神分析的精神療法 （精神分析の研修を受けた医師・心理士による）	医療機関 心理療法施設
	定常体重療法 （精神分析的治療を行いながら、輸液療法により 体重を一定に維持して命を守る）	子ども専門の 心療内科

持し、そして、ただ単に元の辛さに戻らないように、別の生き方を見付け、成長・変化することが、本来の“発症の目的”に適うことなのです。

● 心療内科の存在意義

　現在の医学が進歩してきたのは、人をこころと身体、さらにはいろいろな臓器に分けて原因や治療法を研究してきたからです。実際に大きな病院では１人の患者さんが消化器科、整形外科、眼科、精神科などいくつかの診療科を別々の日に受診し、別々の担当医から説明や生活指導を受けます。たとえば、消化器科で「肝臓が悪いのだからお酒は控えましょう」と言われても、その人の家庭や仕事が「酒でも飲まないとやっていられない！」という状況ならどうしたらよいのでしょうか。

　心療内科では「人はこころと身体に分けられない全人的存在」と捉

209

え、家族関係や社会的環境を含めた"全人的医療"を目指しています。こころと身体の不調がどのような経緯で起こってきたのか、家族関係や学校・職場関係、生まれ育った環境、偶然起こった出来事などを含めてたどります。そのために医師の方がこころと身体、身体医学と精神医学の両方の研修を行うのです。なお、心療内科を標榜する医療施設には、内科系出身の医師がこころの分野の研修も行った場合と、精神科の医師が身体の研修も受けた場合があります。

● 子どもの患者の受け入れ

ダイエットをしていない、または、ダイエットをしているように見えない子どもの場合、家族は「身体の病気ではないか」と思い、まずは小児科を受診します。はっきりとダイエットをしている場合でも、やせた身体が心配なことと、いきなり精神科や心療内科に行くのは敷居が高いことから、小児科を受診することが多いようです。

小児科では、まず、体重が減っていく身体的な病気がないかどうかの検査を行います。やせが重症の場合は１、２週間入院して検査をすることもあります。その際、やせ過ぎているのに「もっとやせたい」という拒食症らしい患者の場合、同時に脳腫瘍を発症していることがありますので、頭部ＣＴか頭部ＭＲＩ検査は必ず行います。何故なら10歳以上の女性のほとんどは「やせたほうが良い」と思っていて、食欲中枢のある視床下部や下垂体の腫瘍による食欲不振が起こっても「好都合だ」と思ってしまい、「自分の意思で意図的にやせている」と思ってしまうからです。

また、血便と体重減少がある場合は便検査や胃や大腸の内視鏡検査も必要です。その他に第５章で紹介したように、やせた結果起こってくる身体の状態を知るために、血液検査、尿検査、心電図検査、レン

210

第6章　いろいろな治療——迷宮の出口

トゲン検査（胸部・腹部）などを行います。検査の結果、身体的な病気が見付からない場合、本人や家族から日頃の様子を詳しく聞くとともに、摂食障害の可能性を伝えます。そして「摂食障害の治療ができる医師がこの病院にはいないので他の病院に紹介します」という場合もあります。しかし子どもの摂食障害の治療は大学病院の小児科でさえほとんど受け入れておらず、遠くの病院まで通うか、近くで小児科と精神科の両方に通うしかないというのが現実なのです（表6-1）。

> **コラム**
>
> ## 溺れている人の助け方
>
> 　拒食症とは離島から脱出するために、自ら海に入って溺れたようなものです。それに対していろいろな助け方があり得ます。認知行動療法では海にサメを放して「戻らないと咬まれるよ、島での嫌なことは相談に乗るよ」、対人関係療法では、「島の住み心地がよくなる方法を教えるよ」と伝えます。家族療法では「行くなら一人でなく、家族で」と一緒に海に入ります。精神分析では「命の危険を冒してまで、何を目指すのか」を考え、「木の実でなく、魚を食べたい」のなら「イルカになる方法を考えましょう」という感じです。

注1　入院基本料　入院中の医学的管理に関する費用、看護料、室料・入院環境料を合わせたもの。入院後の1日から14日までは病院収益が高く、14日から30日は少し安くなり、31日以降はさらに安くなるように設定されている。

211

摂食障害の治療は外来通院でできますか、入院治療が必要ですか。

入院基準

 拒食症では命の危険があるので、いざとなったら入院できる医療施設を選びましょう。暴れない過食症ならば診療所やクリニックでの外来通院も可能です。

● 家族とともに治す病気

　子どもの摂食障害は家族ぐるみで治していくものであり、白血病のように医療スタッフが治す病気ではありません。しかし、それは必ずしも家庭や学校に原因があるという訳でもありません。最大の要因は、思春期には脳の再構成が起こり、心理的に「主体的な生き方」に変貌を遂げるというところです。その過程において、子どもは親離れ、親は子離れをして、「対等な大人同士としての関係」に変化するのが自然の摂理だと言えます。もし、"親が指導し、子どもが応じる親子関係"から脱却できなければ、入院中に食べられるようになった場合でも、退院すると食べられなくなります。

● 入院の基準

　拒食症でやせの程度が標準体重の70パーセント以下となると、ほぼ毎週の診察と体重測定、血液検査が必要となります。さらに、表6－2の条件を超えると入院治療となります。入院の基準は医療機関により多少異なりますが、それは各医療機関によって治療が可能な限界の

第6章　いろいろな治療——迷宮の出口

表6-2　入院基準

やせの重症度	体重と体重減少速度による入院基準
軽症	標準体重の75％以上だが、直近の8週間に8kgの体重減少。
中等症	標準体重の65％以上75％未満、かつ、直近の4週間に4kgの体重減少。
重症	標準体重の55％以上65％未満の場合、早期の入院が必要。
超重症	標準体重の55％未満の場合は緊急入院が必要。
上記の体重以外に、肝機能や筋崩壊の程度、低血糖、意識障害、歩行困難、強い倦怠感などがあれば入院の適応となります。	

『小児心身医学会ガイドライン』2015年版を改変引用。

体重が違うからで、精神科では早め、小児科では遅めの入院となります。限界以下の体重になっても入院を拒否する場合、医療機関で命の責任を持ちきれないという意味でもあります。特に、標準体重の60パーセント未満の入院を受け入れている医療機関は非常に少ないのが現状です。

● **海外では通院治療が主**

　NICEガイドライン（Q1コラム参照）には、「神経性やせ症患者のほとんどは身体的モニタリングを伴った心理療法を、その技術があり摂食障害の身体的リスクを評価できる医療者が提供することにより外来で治療されるべきである」と書かれています。実際、海外ではほとんどの患者さんが通院での治療を受けています。その理由は、①家族全体の変化が必要な病気であり、入院中は食べることができるが退院すると再発することが多いこと、②海外の入院医療では自己負担額が高額なこと、が挙げられます。たとえばアメリカでは、各州に摂食障

213

害センターがありますが、1か月間の入院費用は約100万円と高額になります。入院中は1日のスケジュールが細かく決められていて、栄養士や心理士、理学療法士、作業療法士、エアロビクスのインストラクターなどが関与し続けるため、人件費が高くなるからです。

　そのため、"精神科デイケア（注1）"という形の通院患者が多いのです。精神科デイケアとは週5日、朝から夕方まで治療施設で過ごし、家には寝るためだけに帰るというものです。

　日本では国民は皆が保険医療制度に義務として加入しています（国民皆保険）。日本でも点滴を使った拒食症の入院医療費は1か月で100万円弱かかりますが、"国民皆保険"の制度により、医療費の自己負担額は3割です。さらに、市町村によっては子どもの入院費は1割や無料の所もあります。

　しかし、米国では医療保険（病気になった時の医療費を払ってくれる保険）は個人で選ぶため、裕福な人は毎月の保険料（掛け金）が高い医療保険に加入し、いざという時に高額な治療を受けられます。一方、安い保険料では医療費の自己負担額が多くなるため高額な治療は諦めざるを得ません。これは毎月の掛け金によって死亡時に受け取る保険金の額が変わる日本の生命保険と似ています。どのような医療保険に入っているかで診療内容が決まってしまうのです。

注1　精神科デイケア　医療や福祉施設が行う「通所リハビリテーション」で「日帰り療養」とも呼ばれる。グループでの対話やゲーム、スポーツなどのレクリエーション、調理や絵画・工作を通して、日常生活や社会生活が行えることを目指す。

第6章　いろいろな治療──迷宮の出口

 小児科では拒食症にどのような治療が行われますか。

身体管理と説明・説得

 一般的な小児科では"身体的な病気がないかどうか"の検査をしますが、心理療法や摂食障害の治療まで行えるところはほとんどありません。

● 受診の遅れ

　患者さんは「お腹が痛いから食べられない」「便が出ないからお腹が張って食べられない」「少し食べただけで吐き気がして食べられない」と言いますが、自分からそれが困るから治してほしいと受診することはほとんどありません。「授業を休みたくないから」「テスト前だから」「少し食べられるようになってきたから」などと理由をつけて、受診を先伸ばしにします。最後には親や学校から強く受診をうながされてやっと受診するのです。この受診を巡る親子のやり取りと受診のタイミングは家族関係の縮図でもあります。「うちの子はしっかりしているから拒食症などになるはずがない」と信じている親、子どもに強く言えない親、子どもよりも仕事などに関心が向いている親などの場合、受診が遅れる傾向にあり、その場合、初診時にすでに標準体重の60パーセント未満のことが多いようです。

● 身体疾患の検査

　一般的な小児科ではまず、脳腫瘍や胃腸疾患など身体的な病気がな

215

いかどうかの検査をします。受診時に脱水状態や肝機能障害、横紋筋融解などがあれば入院した上で検査が行われることもあります。ほとんどの場合、検査は1、2週間で終了しますが、やせていく身体の病気が見付からない場合、医師から「摂食障害と思われますが、この病院には摂食障害の治療ができる医師がいないために他の病院を紹介します」と言われてしまうでしょう。

　実際に心理療法や食行動異常の治療まで行える小児科は非常に少なく、大学病院の小児科ですら摂食障害の受け入れをしている所はほんの一部です。

　そこで、日本小児心身医学会の「摂食障害ワーキンググループ」では増加していく摂食障害の治療を、一般の小児科でも行えるように「治療ガイドライン」を作成しました。この「一般小児科医のための摂食障害ガイドライン」では入院ベッドがある小児科ならば、やせの度合いが中等症（標準体重65パーセント以上）までは治療を試みることを推奨しています。それでもなお、ほとんどの小児科医は心身医学的な研修を受けていないため、小児科での入院治療の受け入れには消極的なままなのです。

● **説明・説得による治療**

　緊急の検査や予約が必要な検査を行いつつ、医師から検査結果や標準体重からのズレ度合いが説明されます。また、栄養士により現在の摂取カロリーを計算するとともに、適正な食品バランスと量を食べるように指導されます（栄養指導）。

● **薬物療法について**

　患者さんが「便秘や吐き気、腹痛のために食べられない」という場

合には薬物療法として、胃腸の動きを改善する薬剤（クエン酸モサプリド）やストレス性胃炎で使われる薬剤（スルピリド）、便秘薬、吐き気止め、漢方薬などが処方されます。

　意図的なダイエットをしている場合、内服を拒否することが多いのですが、「排便で体重が減らせるから」と考えて便秘薬だけは内服するようです。便が出ていても「便秘だ」と嘘をついて便秘薬を増量させる人もいるため、内服後に下痢になっていないかを家族が確認する必要があります。さらに、食物の経口摂取が不十分で体重が減っていく場合、経口栄養剤を処方されることもありますが、これもほとんどの場合、飲んでくれません。

● **運動や登校の制限**

　さらに体重が減っていく場合、消費エネルギーを減らすために部活動や体育などの禁止、最後には登校禁止を指示されます（第4章Q7参照）。しかし、運動を止められると、さらに食べる量を減らしたり、帰宅後に隠れて運動したり、家の周辺を走ったりと、まるでイタチゴッコのようになってしまいます。

　家族が目を光らせていても家を抜け出して、ランニングやサイクリングをしますが、低血糖で意識を失い大けがをした人もいます。家族は仕事や用事があっても、それを置いて患者にしっかり付き添う覚悟が必要です。家族に隙があると、患者の無意識は「自分はあまり大事に思われていない」と受け取ってしまうからです。

● **脱水の治療と検査のための入院**

　どんどん体重が減少する場合や、脱水や低血糖のために通院での治療が危険と判断された場合、小児科では入院させて点滴と経口摂取を

併用しながら、身体疾患が隠れていないか検査を行います。しかし、検査で異常がなく脱水が改善し、最低限の食事摂取が可能なら1、2週間で退院となることが多いようです。

● 入院すると食べる患者

　入院後、「医師や栄養士が決めた食事量を、調理師が作成し、看護師が配膳する」という状況になると食べることが多くなります。つまり、「家では食べない」ということは親の意向に反する自己主張の意味を持っていて、停滞する「独立依存葛藤」にテコ入れをする意味があるのです。入院すると親が安心してしまうので、食事の摂取量で親を揺さぶる駆け引きができなくなるため、食べるのです。

　小児科医は自分の専門外の患者は「何とか軽快させて早く退院させたい」と思うもので、患者も「不自由な入院生活から退院したい」という点で利害が一致するため、医師が勧めると食事を摂取するのです。ただし入院中には食べても、退院すると再び食べなくなることがよく経験されます。

● 入院していることが難しい患者

　本人が倦怠感を感じない段階、または登校している段階で入院させた場合、本人の意思に反するため、困った行動が起こりやすく、小児科では医師も看護師もお手上げ状態となります。そもそも、子どもといえども入院には本人の同意が必要であり、退院希望が強ければ退院させるしかありません。

　退院すると生命の危険がある場合、医師と家族の合意により"緊急避難的に身体を拘束"せざるを得ません。ただし小児科病棟では身体拘束を行ってまで治療をしてくれる病院はほとんどありません。

218

第6章　いろいろな治療――迷宮の出口

 心療内科では拒食症にどのような治療が行われますか。

行動制限を用いた認知行動療法

 最も多く行われているのは、患者が「治療したい」という段階になってから、本人の同意により自由な行動を制限する認知行動療法です。

● 行動療法と認知療法

　行動療法とは学習理論（オペラント条件付け即ち自発的行動を行うために学習すること）を背景としており、「拒食症は誤った学習の結果」と考えます。そして「なぜその症状が起こったのか」という心理的な課題は扱わずに、とにかく食行動の異常を修正することを目的とします。
　「食べる」、「安静にする」などの好ましい行動にはご褒美を与えます（強化）。それに対して「食事を隠して捨てる」、「過活動をする」などの行動には罰則を与えます（弱化）。カウンセリングのような受容的な支持療法や精神分析のような原因探求とは違い、飴と鞭による訓練のようなものです。
　認知療法（のちの認知行動療法）とは1960年代にアーロン・ベック（注1）が提唱したものです。ベックは精神分析学を学んだアメリカの精神科医でしたが、症状の除去に直接働きかける方法を模索した結果、認知療法に至りました。認知とは「言葉として意識できる考え」のことです。「人は成長するにつれ固定観念（スキーマ）が形成され、それによる歪んだ思考方法や考えが不適切な行動の元だと考えます。そして認

知の歪みに焦点を当てて、考え方を修正することで症状が改善される
としました。

1990年代になると認知療法に「行動療法」や「論理療法」が含みこ
まれ、「認知行動療法」と呼ばれるようになりました。NICE治療ガ
イドラインでは、「過食症に対する認知行動療法は統計的に有効性が
高い」と評価されていますが、拒食症に関しては、どの治療も有効性
が不十分とされています。

● **行動制限を用いた認知行動療法**

日本でも1990年代に鹿児島大学第一内科の野添新一先生が「行動療
法」に基づいて始められた摂食障害の治療法は当初、「刺激統制下に
おけるオペラント行動療法」という名称でした。そして「摂食障害が
発症するのは現実場面を回避するためである」と考え、食事以外にあ
る「現実の問題」を回避せずに取り組むことが治療のポイントとしま
した。

その後、九州大学第一内科の深町健先生が、野添先生の「行動療法」
を「行動制限療法」という名称で多くの摂食障害の治療に用いたこと
で、「行動療法」は日本全国に広まりました。

また同じく九州大学の心療内科では瀧井正人先生が野添先生の治療
法をさらに深めた「行動制限を用いた認知行動療法」を作り上げられ
ました。

瀧井先生は、「摂食障害患者の"回避"が、ただ食べることや、体
重が増えることからだけでなく、自分自身、現実世界、将来などすべ
ての事からの徹底的な回避に及ぶ」ことを"全般的、徹底的回避"と
名付けられました。患者さんは発症前に心理的に非常に苦しい状況に
あり、その困難を乗り超えることができずに、食行動に回避するしか

なかったということです。

　ちなみに、私は本書において、"回避"と同じ意味合いで"すり替え"という言葉を使っています。

● 行動制限療法の試行例

　外来通院での治療では、まず患者に対し、「症状の成り立ちが『回避』であること、現実問題を回避しないで自分と向き合うために『食べない』という回避行動を遮断する」という認知行動療法の説明を行います。しかし、患者は入院したくないので体重が減少してもしばらくは通院し、本人が食事のことが頭から離れない状態を何とかしたいという段階になって初めて入院治療となります。

　入院前に退院目標体重を医師と患者で決めておき、その上で、「治療のために自由を制限する治療方法を自らの意思で受ける」ことと、「窃盗や暴力はもちろんのこと、自傷や食事の隠れ廃棄、無断で外出するなど、治療や病棟の規則を破った場合は強制的に退院となる」ことについても同意書に患者本人が署名することで、自由の制限が不当に行われているものではないことを明らかにしておきます。

　入院当初の１、２週間は食事を自由に摂取してもらい、どのくらい食べられるのかを観察する期間となります。病室は個室であることが多く、私物も最小限とし、本やテレビ、音楽プレーヤー、携帯ゲーム機などは持ち込めません。家族との面会回数や手紙や電話、外出や外泊などの自由も制限し、体重増加に応じて段階的に制限を解除していきます。あらかじめ話し合って決めた「身体が安全な体重」になった時点で退院となります。

　行動制限療法は、お寺に入門して俗世間から離れた修行生活の中で、あえて身体に苦痛を与える苦行や冥想により、"こころの痛み"を解

表6-3　行動制限の例（13歳の小児、身長150cm、標準体重　43.6kgの場合）

体重	％標準体重	行動範囲	シャワー	通信	娯楽
35kg	80％	退院			
34kg		外泊	シャワー週5回	面会可	
33kg		外出			
32kg	75％	病棟のホール	シャワー週3回		音楽プレーヤー
31kg				電話可	
30kg	70％	自室内	シャワー週1回	手紙可	携帯ゲーム機
29kg					
28kg	65％	ベッド上安静	清拭	すべて禁止	漫画
27kg以下					なし

いていくようなものです。

● **小児科で行われる行動制限療法**

　心身医学の知識がある小児科医が行動制限療法を取り入れている所はありますが、子どもでは入院に至る導入が全く違います。心療内科では大人の患者にあらかじめ治療方法を説明し、患者の自由意思により入院治療の契約をします。しかし、子どもでは本人の同意が不十分なまま、医師と保護者の意向で入院させられ、強制的に始まることが多いようです（表6-3）。

　やせが高度になっていなければ、胃腸から消化・吸収が可能であり、経口摂取による行動制限が可能であり、経口摂取量がどうしても増え

ない場合は経鼻経管栄養が行われ、強制的に体重を増やします。その際、認知療法などの心理療法が行われず、「食べて体重が増えること」に重点が置かれてしまうと、発症の目的である"生き辛さ"は変更されないため、再発することも少なくありません。

また、再発しない場合も、自傷や家族への暴力、過食・嘔吐などの別の表現手段となってしまうことがあります。なお、心理療法を行っていなくても再発しない場合がありますが、それは自然に心理的な変化が患者と家族の間に起こったからと考えます。

● **精神科で行われる行動制限療法**

精神科ではやせが強すぎると身体面での治療が不十分になるため、体重が減っていく場合、小児科よりも体重が多めの段階で入院となります。ほとんどの場合、本人は治療も入院も拒否しているため、精神保健指定医（注2）の判断と保護者の同意を得た医療保護入院（Q6参照）により、入り口に鍵のかかる病棟（精神科閉鎖病棟）に入院となります。

注1　アーロン・ベック（Aaron Temkin Beck：1921〜）
　　　アメリカの精神科医、ベック研究所の所長。うつ病の研究から意識上の洞察を行う認知療法を創始した。
注2　精神保健指定医　「精神保健及び精神障害者福祉に関する法律」に規定され、厚生労働大臣により指定された国家資格である。精神障害者が、自分を傷つけたり（自傷）、他人を傷つけたり（他害）する危険を判断し、強制的な入院措置や入院中の身体拘束の必要性を判断することができる。

精神科ではどのような治療が行われますか。
いわゆる強制入院とはどういうものですか。

精神保健福祉法

 精神保健福祉法では患者さんが治療の必要性を理解できず入院を拒否しても、精神保健指定医と保護者の判断により、強制的に入院させることがあります。

● 強制入院の必要性

　精神科や児童精神科の患者さんは本人が病気だということや治療が必要なことをわかっていない場合が少なくありません。患者さんに"医療と保護"が必要だと精神保健指定医が判断し、入院に家族（未成年では親権者）の同意があれば、本人が入院を拒否しても強制的に入院させることができます（医療保護入院）。これは"精神保健福祉法"のもと、"精神科指定病床"を使って行うもので、心療内科や小児科では行えません。家族は「強制したくない」、「後で恨まれる」などの理由で医師から入院を勧められても、強制入院の同意に躊躇があるものです。命の危険がある拒食症や暴力行為に及ぶ過食症の患者さんには何らかの形で本人の意に反する行為が治療初期には必要となります。

● 身体拘束の必要性

　脱水状態や低栄養・低血糖で命の危険があるにもかかわらず、食物も水分も摂取しない患者さんには点滴や経鼻経管栄養が行われます。しかし、それらのチューブを患者さん自らが引き抜いてしまうことも

しばしば起こります。また、ベッド上で安静が必要にもかかわらず、腹筋運動やスクワット、歩き回るなどの過活動が止まらないこともあります。そのような場合には止むを得ず抑制帯を使用してベッドに拘束することになります。この身体拘束も医師の判断があれば患者に理由を説明し、拘束解除の要件を伝えた上で行うことができます。少しひどいことのようにも見えますが、自動車に乗る時に安全を守るため、分別のない赤ちゃんをチャイルドシートに固定するようなものです。

● 精神科で行われる行動制限療法

　心療内科では、入院前に治療法を説明され、患者の意思で入院し、治療の規則を破ると強制退院させられます。精神科では、患者の意思に反して強制入院させられ、入院後に行動制限療法が提案され、治療を受け入れる以外に退院の方法がない状況に置かれます。この場合、体重減少の早い段階で入院となるため、胃腸の消化・吸収能力はまだ残っているので身体の危険の心配はありません。

　しかし、患者本人は倦怠感を感じない段階での入院なので、治療への拒否感が強く、医師と患者との間で信頼関係を作ることが難しくなります。また、体重が増えるのが嫌で「食物を隠れて捨てる」、「歩き回る、運動をする」などが起こります。最後には諦めて、退院を目指して食べるようになりますが、退院後には再び食べなくなることもあります。家族間で食事を巡るやり取りにより家族関係が変化していくことに意味がある場合、入院中に家族との面接で家族関係を扱わないと退院後に再発することが多くなります。

　なお、標準体重の60パーセント以下の高度やせでは、胃腸の運動低下、消化・吸収機能の低下により腹痛や下痢を起こすために、点滴による栄養療法が可能な小児科や心療内科での入院の方が安全です。

精神療法（心理療法）にはどのようなものがあるのですか。

患者との面接、家族との面接

 支持的精神療法、認知行動療法、対人関係療法、家族療法、精神分析的精神療法などがあり、患者以外に家族とも面接する方法があります。

● **心理療法の対象**

　身体の病気では検査や治療を受けるのは患者本人であり、家族は食事療法や介護への協力を行う程度です。しかし、こころの病気では患者本人への心理療法や薬物療法と同じくらい家族や学校・職場での環境調整が重要になります。子どもの摂食障害では、家族の育て方が悪い訳ではなくとも、成長していく子どものこころへの対応方法や、本人も気付いていないこころの奥を思いやるために、家族の治療参加が大切になります。

● **精神分析的精神療法**（力動的精神療法）

　精神分析はフロイトがヒステリー患者に対する催眠療法に改良を重ねて作られた治療法です。精神分析では、人には自分では決して意識できない部分、つまり、無意識が存在し、行動の決定や症状の形成に大きく影響すると考えます。正式な精神分析は週に4、5回の寝椅子による自由連想法を行うものです。精神分析的精神療法とは精神分析の治療技法を応用した週1、2回の面接を言います。

第6章　いろいろな治療──迷宮の出口

　拒食症の患者さんは、こころの奥では「自分には価値がない、人に理解されず孤独だ」という生き辛さを感じています。それらを悩み、その解決に取り組む代わりに、やせという万能的優越感を追い求め、その達成感に酔いしれています。思春期における生き辛さには、①過剰適応への息切れや親の過保護のため心理的自立が停滞、②同世代集団の中で自分の価値を見出せないこと、などがあります。私が行っている"定常体重療法"は精神分析的精神療法に中心静脈栄養（輸液療法）を組み合わせたものです（第7章参照）。

● 支持的精神療法
　患者さんの生活史やたどった道、行ってきた選択を支持的・受容的な態度で傾聴し、適宜質問しながら状況を確認していくものです。患者側の自然な自己治癒力が期待できる場合には新しい見方ができるようになり症状が軽快しますが、こころの奥にある生き辛さまで扱わないため、こころが重症の人には効果的ではありません。

● 認知行動療法
　従来からあった行動療法は行動の修正だけを目的としており、考え方（認知）の偏りが修正されないために再発が起こりました。アーロン・ベックは、うつ病の患者には思考の柔軟性がなく自動的に悪い方に考えてしまう習性（自動思考）を持つことを見出しました。この認知の偏りを修正することで、行動に変化を起こす治療法です。
　また動物が餌を得るために正しい行動を学習すること（オペラント条件付け）を食行動の異常に応用したものです。ダイエットに没頭することで現実の行き詰まりから目を逸らそうとする患者に対して、行動制限という窮屈さを人工的に体験させることで体重が増えた方が得

227

だと再学習させるだけなら行動療法でいいのですが、本当の行き詰まりに取り組むためには行動療法と同時に心理的面接（認知療法）を行わなければ認知行動療法とは言えません。

● 家族療法

　家族の相互交流システムに問題があるため、その皺寄せとしてたまたま症状を出した人を「患者とみなされた人（identified patient：IP）」と呼びます。精神分析の訓練を受けたアメリカのネーサン・アッカーマン（注1）は「情緒的に障害がある人の治療では、患者本人の治療だけでなく、家族全体を治療の対象とするべき」と説きました。摂食障害の治療に家族療法を応用したアルゼンチン生まれのアメリカの精神科医、サルバドール・ミニューチン（注2）は患者と家族の間に今でも交わされている交流パターンを変化させることを目指しました。

　そのために1人目の治療者が家族の交流の中に溶け込み、2人目の治療者がワンウェイ・ミラーやビデオカメラで別室から観察し、インターホンでアドバイスする方法を導入しました。家族関係に変化がもたらされると摂食障害が改善しました。現在、日本で家族療法を行っている施設はあまり多くなく、主に開業医の心理療法室なので医療保険が使えません。1回の家族合同面接に2人の治療者が関わるため、1回1万円から3万円程度の治療費がかかります。

● 対人関係療法

　精神分析の中にはいくつかの学派があり、そのうちアメリカの新フロイト派と称されたハリー・スタック・サリヴァン（注3）らの属する対人関係学派から派生したのが対人関係療法です。1960年代以降にアメリカの精神科医ジェラルド・クラーマン（注4）らによりうつ病

に対する治療法として開発された短期の精神療法です。治療の進め方はマニュアル化されており、認知行動学的な方法も取り入れられています。摂食障害については過食症やむちゃ食い障害について効果があるとされています。

● 再養育療法

　九段坂病院の心療内科医だった山岡昌之先生が始められた治療で、親子間の基本的信頼関係の再構築を目指すものです。摂食障害の患者さんは大人でも幼児退行（赤ちゃん返り）しやすい傾向がありますが、それを「子どもの頃の甘えが十分に満たされなかったから自分に自信が持てない」からだと考え、母親に乳幼児の母だった頃の気持ちに戻ってもらい、患者さんのこころを育て直すことで治すというものです。この治療では、親の面接にも時間を要し、長期間行う必要があります。

注1　ネーサン・アッカーマン（Nathan Ackerman：1908〜1971）
　　　精神分析と家族療法を学び2つを統合した理論を展開した。「家族はよくも悪しくも現状を維持しようとする傾向がある」と説いた。
注2　サルバドール・ミニューチン（Salvador Minuchin：1921〜）
　　　アメリカの精神科医、家族は相互作用しあう一つのシステムであり、その皺寄せから家族内に拒食症患者が発生しているとした。
注3　ハリー・スタック・サリヴァン（Harry Stack Sullivan：1892〜1949）
　　　アメリカの精神分析家で新フロイト派（対人関係学派）。統合失調症に対して精神分析的な治療を行い、「精神医学とは対人関係の学である」とした。
注4　ジェラルド・クラーマン（Gerald L. Klerman：1928〜1992）
　　　アメリカの精神科医。うつ病に対して短期間で効果のある方法として、対人関係療法を開発した。

外来で行う点滴治療にはどのくらいの栄養があるのですか。

外来点滴の弊害

 外来で行う点滴は一時的な脱水を治すためで、栄養はほとんどありません。しかし、患者は点滴するとさらに食べなくなってしまいます。

● 外来点滴の栄養

　本来、外来で行う点滴は脱水症状の治療を目的としており、市販のイオン飲料と同じ程度の塩分とブドウ糖しか入っていません。具体的には、200ccの点滴なら35kcal、500ccの点滴でも86kcalしかありません。アミノ酸入りの点滴を取り寄せてもらっても500ccで210kcalにしかなりません。しかも、脱水状態なのに急激に点滴をすると心臓や腎臓に負担がかかるため、ゆっくりと点滴する必要があります（表6－4）。

表6－4　外来点滴のカロリー

点滴製剤の量	200cc	500cc
心臓への負担を考慮した輸液に要する時間	急性脱水なら1時間 慢性脱水なら2時間以上	急性脱水なら2時間以上 慢性脱水なら5時間以上
通常濃度の点滴	34.4kcal／本	86kcal／本
アミノ酸入りの点滴		210kcal／本

第6章　いろいろな治療——迷宮の出口

● **慢性的な低栄養**

　数か月以上にわたり体重が減り続けている患者では、当然ながら身体全体の赤血球やタンパク質は減少します。しかし、血液を濃縮する（水分を減らす）ことで血液検査上の濃度は正常値を保っています（第5章Q6参照）。あえて身体を慢性的な脱水傾向にすることで、血液を運ぶ心臓の負担を減らしているといえます。そこに点滴をすると、一時的に血液が薄められますが、身体全体の栄養分は変わりません。人の身体は大目に水分をとっても余分は数時間で尿として排泄されます。それと同様、点滴をすると血液の循環が良くなりますが、半日ほどで元に戻ってしまいます。そのため、私は外来では一切点滴を行っていませんし、本当に重症の脱水ならば、入院の上で24時間の持続的な点滴が必要なのです。

● **外来での点滴は危険**

　私の経験上、初診時の「％標準体重」が60パーセント未満の患者さんは、ほとんどの場合、1日1本の点滴を外来で受けていました。その理由は、点滴にはほとんど栄養がないのに、患者さんは栄養をたくさん入れられた、体重が増やされたと誤解し、食べる量をさらに減らし、水分摂取も減らそうとして体重減少が加速するからです。「点滴したから大丈夫」と思う家族は「ぬか喜び」で、点滴された患者は「いらぬ心配」から飲食をさらに減らし、運動を増やすのです。

　通常、点滴を受けていない患者さんが標準体重の65パーセントを下回ると脱水による倦怠感から運動をしなくなるものですが、点滴をしているために倦怠感を自覚せず、運動や登校を続けられてしまうのです。失神したり倒れたりもせず、さらに体重が減り続けるということです。例えるなら、「亀裂骨折しているスポーツ選手が、痛み止めを

231

表6−5　外来での点滴を行わない理由

①末梢点滴では、わずかな栄養しか投与できない（3時間の点滴で150kcal）。

②点滴の直後は一時的に脱水が改善するが、しばらくすると脱水状態にもどる。

③本人が栄養摂取に拒否感がある場合、保護者の意向で無理に点滴を行うと、本人と治療者との治療関係が悪化する。

④意に反して点滴を行った場合、点滴を自分で抜いたり、以後の受診を拒否し、継続的な通院ができなくなる。

⑤点滴後、さらに摂取量を減らす、筋トレや立ち続ける、歩き回るなどの過活動が引き起こされ、結果的には体重減少が加速してしまう。

表6−6　末梢静脈栄養と中心静脈栄養の比較

	末梢輸液	中心静脈栄養
輸液目的	・薬剤（抗生物質など）を投与するためのルートとして使用する。 ・脱水状態を改善するために水分と電解質を補給する。	・長期間にわたり経口摂取ができない患者に対して、体重維持に必要な栄養を投与できる。
1日の投与カロリー	600kcal 最低必要量の半分以下であり、体重は週に0.5kgずつ減少する。	1300kcal 最低必要量であり、ベッド上で安静にすれば体重は横ばいとなる。
使用期間	2〜7日で血管炎（刺入部の腫脹）が起こるため、定期的に違う場所に入れ直す必要がある。	感染による発熱などが起こらなければ1か月以上使い続けられる。

使って試合に出続けることで悪化し、選手生命がなくなる」というようなものです。私は入院後は24時間持続で点滴をしますが、外来では一切点滴をしません。入院の限界が来るまでは、本人の意思と身体の感覚に任せてどうなるかを体験してもらっているからです（表6−5、6−6）。

第6章　いろいろな治療——迷宮の出口

栄養療法による経管栄養と中心静脈栄養との違いはなんですか。

消化・吸収能力の有無

胃腸から消化・吸収できるなら経管栄養を、胃腸が機能していない高度やせでは中心静脈への点滴を選択します。

● **意識不明だが、胃腸から消化・吸収が可能な患者**

アメリカ静脈経腸栄養学会（ASPEN）の「急性期栄養ガイドライン」（2009年）には"When the gut works, use it !"「腸が働いているなら、腸を使おう」とあります。集中治療室で数日以上の意識不明が予想される身体疾患や事故の重症患者では、意識不明で噛んだり飲み込んだりできなくても、経鼻経管チューブにより胃腸に栄養剤を入れさえすれば、胃腸は自律神経のコントロールにより消化吸収ができるからです。絶食の期間を置かず、経管栄養を行うことは腸管の消化・吸収機能や腸内免疫機能を弱体化させないために良いとされています。ただし、これはあくまで事故や手術の前日までは胃腸を使っていた患者についての話です。はたして摂食障害の患者にこの原則をこのままあてはめて良いのでしょうか？

● **意識はあるが、意図的にほとんど食べない患者**

腸は3日の絶食で消化・吸収機能が低下し、2週間の絶食では小腸粘膜の厚さが半分になります。入院直前にほとんど食べていない状態

233

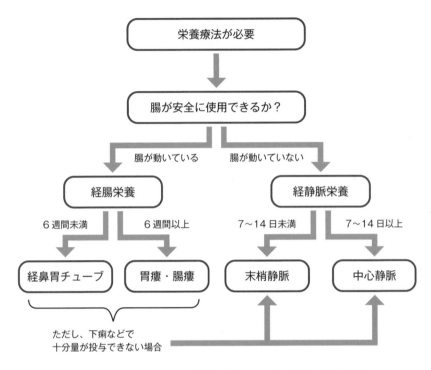

図6-2　腸が動いている場合と動いていない場合の栄養療法

で、やせによる血液不足のために腸がほぼ動いていない場合、栄養剤は消化できずに腹痛を伴う下痢として排泄されるだけです。

　栄養剤が動いていない腸の部分で渋滞すると腸が破裂して出血多量でショック状態になることもあります。また、1日3、4回に分けて栄養剤を胃腸に流すことで、膵臓から出る血糖値を下げるホルモン"インスリン"が一気に分泌されるため、食事の1時間から2時間後に低血糖が起きやすくなります（第5章Q9参照）。つまり、高度のやせを起こした患者では、入院時には「腸が安全に使える状態にない」ため、輸液療法が安全で確実なのです（図6-2）。

第6章　いろいろな治療──迷宮の出口

表6-7　経管栄養と中心静脈栄養の比較

栄養法	経管栄養	中心静脈栄養
投与可能なカロリー	1日に2800kcal投与すれば、体重を週に1kgずつ増やすことが可能。	1日に1300kcalしか投与できず、体重を維持するのが精一杯。
利点	・腸管からの栄養吸収は生物として自然に近い。 ・1日3、4回（各1時間）の注入以外は自由に歩ける。 ・外泊や退院して在宅医療も可能。	・栄養や水分を血管内に確実に投与でき、正確な身体管理が可能。 ・低血糖が起こらない（24時間一定）。 ・輸液用カテーテルは数か月間入れたままにできる。
欠点	・腸の消化吸収能力が残っている段階での入院が必要となる。 ・胃腸への血流が少ない段階では、お腹の張りや下痢、腹痛が起こりやすい。 ・吸収不良により投与した栄養がすべて血管内に入らない。 ・腸管浮腫による腸閉塞や腸穿孔がまれにある。 ・胃管を逆流させて栄養剤を捨てる人がいる。	・腸管の粘膜や腸内の善玉菌が減る。 ・輸液用カテーテルから細菌が入ると、敗血症になる。 ・24時間の持続点滴のため、行動に制約があり、外泊はできない。 ・急にカロリーを増量すると肝臓に負担がかかる。

● 経管栄養

　命が危険な状態にあることはわかっていても、どうしても食べることに抵抗が強い場合や、断固として食べないという場合には強制的に栄養を投与せざるを得ません（強制栄養）。その場合、強制的で受身的な栄養投与法には、経管栄養と中心静脈栄養があります。経管栄養には鼻からチューブを胃まで入れる方法（経鼻胃チューブ）と、手術により臍の横から胃や腸にチューブを入れる方法（胃瘻、腸瘻）があります。

　胃瘻や腸瘻は全く食べられない寝たきりの患者さんに用いるもので、お腹の穴から細菌感染（腹膜炎）を起こすことがあります。摂食障害では鼻から胃に入れるチューブを用いますが、週1回のチューブ交換が必要で苦痛を伴うので嫌がられます（表6-7）。

235

● 中心静脈栄養

　心臓の近くにある上大静脈と下大静脈を身体の中心にあるという意味で中心静脈と言います。末梢血管への輸液は濃度が薄いものしか使用できないために、24時間点滴を続けても600キロカロリーしか投与できません。一方、中心静脈への輸液では、濃度が高い輸液製剤を使用できるために、俗に"高カロリー輸液"と呼ばれています。しかし、それでも24時間で体重が減らないようにする最低限のカロリー（1日1300キロカロリー）しか入れられず、決して"高カロリー"ではありません。高カロリーと聞くと患者さんは嫌がるため、私は「最低限カロリー点滴」と説明していますが、嘘をついている訳ではありません。

　やせが高度で胃腸の消化吸収能力が低下している場合、「腸は安全に使えない」ため、血管内に直接栄養を入れる輸液療法が選択されます。点滴やチューブ類を無菌的に作成するには看護師の十分な習熟が必要となるため、一般の小児科ではあまり行いません。

● 末梢穿刺中心静脈カテーテル（PICC）

　中心静脈までカテーテルを入れる経路として、昔は首（外頸静脈）や肩（鎖骨下静脈）を使用していましたが、穿刺針が肺や動脈を傷つける合併症が起こりました。現在ではより安全な末梢穿刺中心静脈カテーテル（PICC）が使用されています。

　PICCとはガイドワイヤーというやわらかいワイヤーが入ったカテーテルを手や足の血管から穿刺し、血管の中を通して中心静脈まで入れ進める方法で、穿刺時に合併症はほとんど起こりません。

第6章　いろいろな治療──迷宮の出口

 栄養療法による合併症にはどのようなものがあるのですか。

再栄養の合併症

 経口摂取、経管栄養、中心静脈栄養のいずれでも、再栄養による合併症として、全身のむくみと肝機能障害は必ず起こります。

● **省エネモードからゆっくり回復**

　長期間にわたり十分な栄養が入らなかったため、身体は節約モードになっています（第5章Q5参照）。消化吸収をする胃腸も吸収された栄養を貯蔵する肝臓も開店休業状態になっています。そこに急に栄養を入れるのは危険なのです。身体の変化は徐々にしか起こらないので、診察や血液検査をしながら注意深くゆっくり栄養が増えていくのが良いのです。

　高速走行している車が急にハンドルを切るとスピンしてしまいますし、急降下している飛行機が急に機首だけを上げても失速して墜落します。つまり、体重が減少中に急に食べるのは危険なので、まずは、減少をゆるやかにする程度に食事を増やし、次に水平飛行に持ち込みます。

● **すべての栄養方法に共通する合併症**

　長期の栄養摂取不良により体内に備蓄された微量元素（銅、マンガンなど）やビタミン類が減少しています。再栄養により冬眠していた

237

表6-8　再栄養による主な合併症

乳酸アシドーシス	ビタミンB₁は細胞内でブドウ糖をエネルギーに変換する時に必要なため、不足すると乳酸が溜まり血液が酸性に傾く。
肝機能障害	肝臓における栄養の貯蔵や分配などの仕事が急増するために起こる。
低アルブミン血症	細胞の代謝活動が再開され、血中のアルブミンの消費が亢進するため、低アルブミン血症と浮腫が起こる。
貧血	元々、赤血球が少ないが、水分により薄められ貧血が顕在化する。
横紋筋融解症	骨格筋が融けて、運動翌日の筋肉痛のような痛みが起こる。

細胞が活動を再開すると、備蓄されたものが枯渇することにより種々の欠乏症状が生じます。これらの症状は備蓄期間が短いものの方がより早期に現われます。以前は、栄養治療により起こる様々な合併症は低リン血症を引き金として起こると考えられ、再栄養症候群（refeeding syndrome）という名称でひとまとめにされていました。しかし、実際はそれぞれが別の理由で起こっていることがわかってきたため、それぞれに対処する必要があります（表6-8）。

　①低アルブミン血症と浮腫　栄養・水分摂取の再開により血液中の総タンパクやアルブミンが薄められて濃度が少し低下します。さらに、10日後あたりから冬眠状態にあった細胞が活動を再開するため、アルブミンの消費が亢進して低アルブミン血症が悪化します。

　アルブミンが減ると血液中の水分が皮下組織に漏れてしまい浮腫となります。軽度の場合は下肢と顔面の浮腫に留まりますが、重度になると血液の容量が減少し出血多量と同じ状況になります。心拍数を増やして補おうとしますが、倦怠感が強くなり、意識もうろうとなる

場合もあります。再栄養期の浮腫はどのような栄養方法でも必ず起こり、余分な水分のため体重は一時的に2キロから5キロ増加します。数週間後に肝臓でのアルブミン合成が増えると、皮下の水分は尿として排泄され、元の体重に戻ります。

②横紋筋融解症　全身の浮腫と同じ時期に筋肉もむくむと推定され、日常動作でも筋肉が壊れて溶けてしまいます。治療としては低アルブミン血症の治療により浮腫を取り除くこと、筋肉の残骸が腎臓に詰まらないようにたくさん尿が出るようにします。

● **経口摂取や経管栄養に特有の合併症**

①消化器症状　やせが高度な場合、胃腸への血液分配が減っているため、少し食べただけでお腹が張って苦しい「早期飽満感」や、食後に胃に食物が停滞する「腹部膨満感」、また食後に吐き気や腹痛が起こりやすくなります。

②食後の低血糖　肝臓にある糖質（グリコーゲン）の蓄えが少ないため、食事の1、2時間後に低血糖症状が起こりやすくなります。

● **中心静脈栄養に特有の合併症**

①カテーテル関連血流感染（敗血症）　カテーテルの先端に血液と細菌の塊ができてしまい、全身に細菌がばらまかれる状態（敗血症）となります。細菌は輸液バックや点滴チューブの継ぎ目から混入するのですが、どんなに消毒に注意しても一定の頻度で起こってしまいます。起こった場合は、中心静脈カテーテルを抜いて、抗生物質で治療してから、再度、別のカテーテルを挿入します。

239

第7章

定常体重療法

—— 成長と変化を目指して

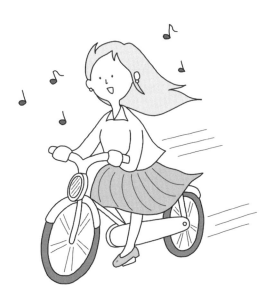

精神分析では拒食症の精神病理をどう考えていますか。

金の鳥かご理論

 古典的な拒食症は、親の理想像にはめ込まれた子どもの反旗の症状と考えられてきました。現代では、子ども自身が作る完璧な理想像が生き辛さとなっています。

● 金の鳥かご理論

　精神分析家のヒルデ・ブルック女史が1971年に*Eating Disorders*、1978年に*The Golden Cage*を出版し、1960年頃から増加した拒食症の精神病理を記載しました。その視点は拒食症の概念を確立しただけでなく、治療の方向性を示した点でも記念碑的なものでした。日本では翻訳版として『思春期やせ症の謎──ゴールデンケージ』（1979年）が出版され、ながらく治療の指針となっていました（第3症Q1参照）。

　ブルックは1960年から増加傾向にあった患者の背景要因をまとめ、その結果、経済的には裕福で親から学業や習い事を強いられている思春期の女子に多いということを見出しました。お金をかけて大事に育てられている様子は、まるで「豪華な純金の鳥かごに住まわせてもらっているが、飛びまわる自由は与えられない鳥のようだ」と表現しました。さらに、拒食症の中心的な問題は、表面に現われた食欲や摂食行動の異常ではなく、その背後に隠されたアイデンティティ（自我同一性）の確立や主体性の確立が進まないことであるとしました（表7-1）。

第7章　定常体重療法——成長と変化を目指して

表7-1　ブルックによる拒食症の本質

1	自己の身体像（ボディ・イメージ）の障害 （極端なやせにもかかわらずまだ太っていると主張する）。
2	自己の身体内部から発する刺激を正確に知覚し、認知することの障害 （空腹、疲労、その他の心身の変化を認めようとせず、強迫的に活動する）。
3	自己の思考や活動全体に浸透している無力感 （拒否的な行動の背後にある主体性の欠如に由来する自己不信）。

● 摂食障害は"摂食"の問題ではない

　精神分析の観点から摂食障害の病態を捉え、治療してこられた精神分析家の松木邦裕先生は、「摂食障害は摂食の病ではない、行動の病である」ことを基本に置くべきだとおっしゃいます。やせた身体ではなく、"やせることで絶対的自信と安らぎを手に入れられる"と信じて、ひたすらやせを追及する行動（摂取制限や過活動）が問題なのです。

　その行動に駆り立てる原動力は"自分に対する自信のなさ"です。スリムな身体を手に入れることで自信を取り戻せるはずと思い込みます。患者さんの半分以上は学力優秀で運動能力も優れており、同級生や教師からクラス代表に推薦されるような人なのに、「自分に自信がない」と言うのです。何でもそつなくこなせてしまう故に「これが自分のセールスポイントだ」という自覚が持てないのかもしれません。

● "ドウケツエビ"タイプ

　偕老同穴（カイロウドウケツ）は海底に固着している海綿動物の一種です。体長は5から20センチ、白く細い繊維状ガラスで編みこまれた円筒形の籠状で、美しい姿から別名、ビーナスの花籠（Venus' Flower Basket）と呼ばれています。海底では、このガラスの檻に雌雄一対の

243

ドウケツエビが住み、一生を籠の中で過ごします。意外なことにドウ
ケツエビは捕まっているのではなく、小さな幼生の頃に魚に食べられ
ないように自ら籠の中に入り込んだのです。流れてきた有機物を食べ
つつ、籠という檻によって外敵から守られていましたが、大きくなっ
て出られなくなってしまったのです。もし、このエビが「外に出たい」
と思ったらどうしたらよいでしょうか？　そうです、食べずにやせれ
ばよいのです。実際は、この雌雄のエビは檻の中で交尾し、卵を産む
ので外に出ようとは思わないのでしょう。

　今も "金の鳥かご理論" にぴたりと当てはまるような患者さんはい
ます。しかし、私が出会う患者さんの中で増えているのは、親に "鳥
かごに入れられた" のではなく、自分で作った "理想像" という檻に、
"自ら入っていく" タイプです。

　親は「勉強しろ」とか、「ピアノをがんばれ」とか何も言わない、
正確には言われる前に子どもが正しい行動を取ってしまう過剰適応タ
イプです（第２章Ｑ９参照）。思春期前の子どもは "大人の描く理想的
な子ども像" に沿うことで喜んでもらう、褒めてもらうことを "動機"
としています。

　しかし、ほとんどの子どもは能力的に飛びぬけている訳ではないの
で、大人から評価されることは難しいと諦め、妥協して、「できない
自分」を受け入れるのです。一方、能力的に優れた子どもは大人の期
待に沿い続けた結果、不幸にも息切れし、"生き疲れ" てしまいます。
このような完璧を求めて無限に頑張り続ける生き方から足を洗う "手
段" こそがダイエットを頑張り続ける拒食症であり、優等生の息切れ
タイプの不登校なのです。

第7章　定常体重療法──成長と変化を目指して

コラム

ヒトの生物学上の独立

　動物は子どもを産むことができるようになると、近親相姦を避けるために家族や群れを離れるものです。ライオンは家長のオスと数匹のメス、子どもで群れ（プライド）を作りますが、オスの子どもは生殖可能となる4歳頃に群れを離れます。ヒトでは女子は13、14歳で妊娠可能となり、男子も15、16歳で生殖可能となるため、本来は近親婚を避けるために家族から離れるのが自然なのです。

　実際に、日本では11歳から17歳を元服即ち、成人になったとして幼名を変え一人前の人間として認められました。昔の生活習慣を今に留めるアフリカのマサイ族では14歳から20歳の男子は集落から離れて20人程度の思春期集団でキャンプ生活を送り狩猟などの訓練を受けます。しかし現代の文明社会では、中学、高校、大学や専門学校などに通う間は経済的に自立できず、家族と同居せざるを得ません。そのため"独立したい子ども"と、"理想的に育てたい親"のせめぎ合いである反抗期が起こるのです。つまり、親の指示に従わない子どもは"勘当"してあげるのが生物学的には正しいと言えます。

"定常体重療法"とは何を目標とした治療ですか。

すり替えの解除

精神分析的な精神療法と中心静脈栄養を組み合わせることで、"食べる・食べない"というせめぎ合いから離れ、患者と家族が本来の心理的課題に取り組むための治療設定です。

● 定常体重療法の理念

"定常体重療法（ていじょうたいじゅうりょうほう）"の最大の特徴は入院して「体重を変えずに、こころの中を変える」という治療法であることです。「身体を先に治してしまわないで現状維持」に留めることで、患者も家族も"体重の増減というすり替え"から離れ、本題である"こころの痛み"を掘り起こし、こころの成長・変化を軌道に乗せることを理念としています。

● 入院治療を困難にする要因

無意識では「元の生活に戻りたくない」患者に対して、強制的な入院治療を行うことは"こころの痛み"を扱う作業を置き去りにすることになりかねません。表7−2に、その困難の要因を示します。

● 偽りの"良い子"

子どもの拒食症は半分が本書で語った"強迫群"であり、"中核的摂食障害"と言われるものです。彼らは完璧主義で頑張り屋、まじめ、優等生で、"他者から見た良い子"です。大人や相手の求めることを

第7章　定常体重療法——成長と変化を目指して

表7-2　入院治療を困難にする要因

身体面	①やせに伴う二次的な身体の変化（腸血流減少、SMA症候群、腸管浮腫など）のため、患者の意志とは関係なく、食べられない。
	②入院初期に起こる再栄養症候群や横紋筋融解、浮腫などの治療に際して、心理的抵抗のために残したり、隠れて捨てたりすることで摂取量の変動が大きく栄養管理は不正確になってしまう。
心理面	③親と医師の判断で入院させられた患者は治療に拒否的なため、ともに治療に取り組むという同盟関係が作りにくい。
	④体重を増やされることへの抵抗感から、行動化が起こりやすい（点滴や経管栄養の自己抜去や無断離院）。
	⑤「食べる・食べない」に本人や家族、治療者がとらわれることで、本題である心理的作業（こころの成長・変化）が後回しになる。

　読み取る力に優れ、それを実行できる能力もあります。そのため、自分の主体的な意思は後回しになり、頑張り過ぎて息切れし、潜在的な“生き疲れ”の状態にあります。そこに、思春期を迎えると性ホルモンの分泌が活発化し、脳が変化していきます。そして、自我の目覚め（主体性の萌芽）により、身体の疲れや憂うつな気持ちを感じやすくなると、それらに惑わされて“良い子”を続けられなくなります。

　子どもにとって大人の意向から外れることは未知の脅威に感じられるため、「良い事を続けることは正しいはずだ」と思い込む必要が出てきます。そして、何かに一心不乱に没頭し、身体と気持ちの疲れを抑え込むのです。当初は勉強や習い事（水泳、体操、球技）を強迫的にやり続けます。しかし、それでも本能的な疲れが浮かび上ってくるために、「やせていることは価値が高いらしい」という価値観を取り入れ、“本能である食欲を抑えこむ”という最終手段に至るのです。

247

● 初めての自己主張

　良い子であった患者さんが、生まれて初めて親の意向に沿わない行動として「食べない」を貫くことを病的と考えずに、「形は歪んでいるが初めての自己主張」と捉えます。もちろん、「子どもの頃から全く自己主張がない訳ではなかった」という場合もありますが、それでも大事な部分では人知れず我慢してきたと想像されます。生き方に疲弊し自虐的なダイエットに没頭しますが、決して餓死を望んでいる訳ではありません。生命を賭けて食を拒否し続けるのは、主体性を獲得するために他の手段が見付からないからなのです。

● 価値が落ちない反抗手段

　完璧主義の"良い子"にとって自分の価値が下がるのは許されないため、不登校という休息手段も選べません。他人に迷惑や心配をかけないように、暴れたり泣き叫んだりもできません。過食症は食費が家計の負担になりますが、拒食なら迷惑もかけません。しかも、やせると価値が上がるし、成果はテストの点や競技タイムなどと同様に数字でわかりやすく確認できます。さらに、うれしい誤算として、やせることで脳内麻薬が分泌されて、不安も疲れも吹き飛ばすことができます。そんな素晴らしい状況を手放すことは容易ではありません。

● 生死の迷いは棚上げに

　主体が無い人は「周囲の指示に沿うか、拒否するか」しかなく、自分の中で葛藤して選び取れる段階にありません。死の危険が迫っていることをいくら説明しても、こころの奥は「死にたい訳ではないが生きるのに疲れた」状態なのです。「食べること」は「辛いまま生き続けること」を受け入れることになってしまいます。そこで、"定常体

重療法"では「食べる・食べない」を自分の中でも、自分と周囲の間でもせめぎ合わずに済むように、配膳を停止して点滴だけで身体を維持します。

　「食べない」という初めての自己主張は、主体性の芽生えなのです。周囲にとっての"良い子"を止めて、自分の身体の感覚と気持ちの赴くままに生きるための方法なのです。確かに危険で自虐的な方法ですが、「こころの思春期」が「食べないこと」で始まってしまったからには、押し戻さずに応援し成就させるべきだと思うのです。

● 胎児期からのやり直し

　入院後は、寝たきりとし、配膳は停止して輸液（中心静脈栄養）により身体を維持します。まるで子宮の中の赤ちゃんのように、中心静脈栄養を臍の緒、病室とベッドを子宮として、周囲に依存するしかない状態で過ごしてもらいます。そして、看護師が患者の身体感覚や気持ちに寄り添った看護をします（保護的な環境）。さらに、寂しさ、心細さ、退屈さに寄り添うことで、甘えやわがままが表出されるとともに完璧主義がゆるみ、"手のかからない良い子"ではない乳幼児期をやり直すことができます。やがて"あるがままの身体感覚や感情"を主体的な自己感覚として認められる、「生きているのも悪くない」と思えるようになり、空腹感を自覚できるようになるのです。

● 配膳停止の心理的意味

　配膳をやめてしまうと、入院前のように「食事を残すことで体重を調整する」ことができなくなり、「食事や体重のコントロールによる達成感」から遠ざけることができます。患者も家族も体重の増減で一喜一憂することから離れることで、本当のこころの痛みに目を向けざ

るを得ません。「無力で価値の無い私」をスタートとして、心理的な本
題である"生き疲れ"を探りながらこころの成長・変化を目指します。

コラム　大きなアオムシの育て方

　アゲハ蝶の幼虫は蜜柑の葉を食べて大きくなり、脱皮を繰
り返します。5回の脱皮の後、急に葉を食べなくなり激しく
徘徊します。これは 蛹 になる場所を探しているのですが、
拒食症の人が過剰な運動をしたりする様子に重なります。蛹
になると、その後は十日以上何も食べません。もし、蛹を開
けて幼虫を引っ張り出し、「美味しい葉っぱをお食べなさい」
と促せば、体長30センチのアオムシに育てることはできます。
つまり、元の状態に戻すことが目的ならば、"食べさせる治療"
をすればよく、拒食症になる前の状態に戻すことはできます。
しかし、アオムシは「蝶になって飛び回りたい」と思ってい
るので、何度でも蛹になろうとするでしょう。

　私が心がけているのは、こころの奥が「なりたい自分」に
向かって"成長・変化"することを介助する姿勢です。思春
期までは親が先導して育てるのは当たり前ですが、変化の時
期を迎えた子どもに対しては、ゆっくりとフェードアウト
していくことが最後の親の仕事となります。親は喪失感を伴い
ますが、子どもの変化を受け入れた後は、別の良いものが手
に入るはずです。蛹は十日を過ぎると蝶になり飛び立ちます
が、生まれ育った蜜柑の木を忘れはしないでしょう。

第7章　定常体重療法——成長と変化を目指して

 定常体重療法はどのようにしてできたのですか。

患者と治療者の共作

 患者さんの入院拒否や治療拒否に"やむを得ず"付き合ううちに、患者さんのこころを読むことができるようになりました。その結果の治療法です。

● 患者さんから教えられ生まれた治療法

　"定常体重療法"は知識や技術を寄せ集めて作られたというものではありません。こころと身体にまたがる治療困難な疾患、摂食障害の患者さんと付き合う中で、なんとか「食べろ、食べない」という敵対関係にならずに治療をともに行う同盟関係のようなものを作れないかと模索する過程で、"やむを得ず"患者さんの意向に添う中から生み出された治療方法なのです。

● "やむを得ず"入院遅延

　いくら「身体が危険である」ということを言っても、入院を拒否する患者さんがほとんどです。"やむを得ず"、通院診療を続けますが、「％標準体重」が60パーセント、血液検査で肝機能障害、横紋筋融解、脱水などの異常が進行し、家で意識を失い倒れたり、ふらつきで徒歩の登校ができなくなったりします。

　そこで、「今日入院しないと、命は助けられない」と本当のことを正直に伝えると、患者さんは泣きながらも入院に同意してくれるので

251

す。身体の限界ギリギリまで患者さんの意向である「登校したい」、「入院治療をしたくない」に付き合うことで同盟関係のようなものがいつしか芽生えているのかも知れません。

● "やむを得ず" 配膳を停止

　食事を配膳しても、手を付けないか、かき混ぜるだけで終わってしまう場合が多くあります。心理的には、食事を残すことで「全部食べなかったから体重が増えない、私はうまくいっている」という "すり替え" になり、本当の問題である "こころの痛み" が隠されてしまいます。家族としても「今日はどのくらい食べたか？」が心配の中心になってしまい、発症前からあったはずの "生き辛さ" に思いを巡らせる余裕がなくなります。さらに、配膳をすること自体が、治療者から「食べろ」というメッセージとなり、入院前の親子間で展開していた "食べる・食べない" の攻防を上書きするだけになってしまいます。

　そこで、"やむを得ず" 食事の配膳を止めて点滴だけにしました。すると、自然と食事以外の会話が増えていきました。点滴で体重を一定にすることで、「体重を自分でコントロールしているぞ」という充実感で "こころの痛み" を隠すことができなくなると、心細さや自信のなさなどが浮かび上がり、本当の辛さのままに泣いたり叫んだりできるようになりました。

● "やむを得ず" 体重を増やさない約束

　入院はしたものの、脱水状態に対して点滴を始めると、過活動や点滴の自己抜去が起こります。「肝臓や筋肉が壊れているので、絶対安静にしてもらえないと助けられない」と伝えても、「体重が増えてしまう」ことが自分の重大事だと思い込んでいるため、どうしても動か

252

第7章　定常体重療法——成長と変化を目指して

ずにいられないようです。さらに、点滴チューブを握りしめ、流れを止めようとしたり、点滴を引き抜いたりします。輸液をしないと死んでしまうので再度点滴を行っても、また抜くという繰り返しになってしまいます。

"やむを得ず"「体重を増やすような点滴はしない」ことを約束して命を繋ぐしかありませんでした。「あなたは体重が増えるのが死ぬほど嫌なのではなく、発病前の状況に疲れ果てているので死ぬかもしれないほどのダイエットを止められないのでしょう。それならば体重を増やすことが『辛いまま生き続けろ』ということになってしまう。かといって、このままでは数週間で命を終えることになってしまう。そのどちらでもない選択として、体重を増やすことも、減らすこともしない。その間に、あなたのこころの奥にあって自分でもわからない"生き辛さ"を探していきましょう。そこで、辛くない生き方を見付けられたら生きればよいし、見付けられなければ生きることを止めるのも仕方ないでしょう」と伝えるしかありませんでした。

安静臥床のままで体重が増えない1200から1400キロカロリーの点滴をしながら週1回の体重測定で体重が増えていないことを一緒に確認しました。脅しではなく本当のこととして「点滴をしないと死んでしまう」と伝えてあるからかも知れませんが、体重が横ばいならば、過活動も自己抜去も起こらず、身体拘束などの強制的な手段も必要なくなりました。また同時に、体重を一定にしておくことで、体重測定の度に増減で一喜一憂する必要がなくなり、静かにこれまでの生活を振り返ることができるようになりました。

次第に優等生的な側面、または、拒否的な態度がゆるんでいき、素直に"甘えやわがまま"などが治療スタッフに向けられるようになりました。看護師がその感情を丹念に拾い上げることで心理的な赤ちゃ

ん返り（幼児退行）が起こり、溜まっていた"こころの痛み"が浄化
されていきました。

●"やむを得ず"食べた分の輸液を減量

　配膳を停止したまま輸液を続け体重を一定に保つ過程で、自然な"甘
えやわがまま"が表出され、看護師や家族が依存を引き受けると、幼
児のように感情を自由に出せるように変わっていきました。さらに、
予想していなかったことですが、こころの甘えが満たされると同時に、
自然な空腹感を自覚し「何か食べたい」と希望するようになったので
す。しかし、食事を開始すると、「体重が増えるかも」というすり替
えに戻ってしまい、やはり食べることができません。

　そこで"やむを得ず"食べた分のカロリーを輸液から差し引くこと
にしました。すると患者は安心して自分の身体と本能が求める自然な
食欲と空腹感に沿って食べることができるようになっていきました。

●"やむを得ず"体重が少ないまま退院

　食べた分の輸液が減らされ、食べても体重が増えないことが保障さ
れると、食事量は増えていき、やがて点滴は不要になりました。しか
し脱水状態が改善したことで水分が増えた重さと、輸液のみの時には
なかった便の重さが増えただけで、身体全体の細胞としての重さは横
ばいのままです。

　患者さんは退院を求めてきます。他の病院では入院している体重な
のに退院させて大丈夫なのか、家ではやはり食べないのではないか、
という不安がありましたが、"やむを得ず"試験的に外泊をさせてみ
たところ、家では病院の配膳量よりも多く食べたのです。家族は久し
ぶりに食べる我が子をみて驚きました。外泊の前後で１キロ体重増加

254

第7章　定常体重療法——成長と変化を目指して

がありましたが、その後も食事を摂り、過活動も起こりませんでした。ただし、入院当初とはうって変わって、行儀悪くベッドに寝そべりながらタメ口で話すようになりました。

　当初、家族には「退院すれば、また食べなくなるのではないか」、「少ない体重のまま退院したらあとがないのでは」などの心配がありましたが、数回の外泊の様子から食事へのこだわりがないのをみて、「退院させて様子をみる」ということになりました。当分は登校はしないで、自宅で入院しているつもりで安静にすることを条件に、やむを得ず"の退院となりました。

● "やむを得ず" 登校再開

　退院するとすぐに「登校したい」という希望がありますが、普通は入院しているはずの体重（標準体重の70パーセント前後）で退院させているので、1か月は自宅療養と伝えたものの、その後はどうしたものかと困っていました。しかし、心配をよそに自然な食欲に沿って食べるようになり、1か月後には標準体重の80パーセントまで増えていたのです。それでも登校の開始により食べられなくなる心配があり、2時間に限っての登校から開始しましたが、4時間、6時間と増やしても再発することはありませんでした。

　このように何人もの患者さんとのやり取りの経験から、"やむを得ず"を集めることで、患者さんの「歪まざるを得なかった自己主張」を力ずくで押し戻すことなく付き合える方法として、「体重増加を目的としない治療方針」が誕生しました。数年後にネーミングをあれこれ思案し、体重を定常状態に保ちつつ「こころの治療」を進めるという意味で"定常体重療法"と呼ぶことにしました。

255

定常体重療法の治療はどのように進むのですか。

家族ぐるみの変化

「食べる・食べない」に惑わされずに、家族間のやり取りで引き起こされる気持ちに注目していくことで、心理的な成長が進みます。

● 入院前の様子

　受診する前は、親やかかりつけの医師から「食べなさい、運動を止めなさい」と言われ続けていました。患者さんは「何か言われると、天邪鬼(あまのじゃく)になり逆をやりたくなる」状態に陥っているため、どんどんやせていきます。典型的な拒食症の人は「やせても死なない。入院になんてならない。学校に行き続ける」と言います。

● 通院中は自由に食べて行動

　"定常体重療法"では、本人の自然な身体感覚（空腹感、疲労感）と湧いてくる気持ちを何よりも大切にしています。通院中は「お腹が減らないなら食べないのは動物として自然。しかし、減っているのに食べないのは不自然」と伝え、空腹感に見合った無理のない量を勧めます。

　しかし、本当の"生き辛さ"に直面したくないためのすり替え、"やせることは良いこと"という考えが邪魔をしてしまいます。「死ぬことも、入院することも望んではいないなら、血液検査で危険値になる手前で体重を横ばいにすればよい」と提案しますが、体重は減ってい

きます。

　拒食症の人は完璧を求めているために皆勤賞の人も多く、通院のための欠席を嫌がりますが、毎週の通院ができないなら責任が持てないので、他の病院で行われている"体重増加を目的とし、早めに入院する治療"を選択して頂きます。実際にこの段階で、"食べるように指導してもらうこと"を期待して受診したご家族は、「食べるようになるために何もしてもらえないなら他の病院に行きます」と言われることもあります。患者さんとご家族がそれぞれの自由意思で"定常体重療法"選んで頂かなければ、家族ぐるみの成長と変化は望めないので、決定は患者さんとご家族にゆだねます。

● こころと身体と頭を休める入院

　通院中は本人の意向で自由に食べ、登校や運動をして頂きます。しかし、入院となった後は、命を守るための指示に厳密に従って頂きます。身体を休めるために、ベッドで1日中安静、頭を休めるために勉強を禁止、こころを休めるために、面会は保護者のみとします。親子ガイダンスでは面会でのやり取りを通じて、以前の良い子は無理をしていたことを理解し、新しい子ども像を家族ぐるみで探っていきます。

● 入院中の経過

　過剰適応型の場合、入院当初は何かしてもらうたびに礼を言うなど優等生ぶりを披露します。しかし、入院2週間目から再栄養の合併症により全身が浮腫んで倦怠感や筋肉痛が強くなり、座ることもできなくなります。そうなると着替えはもちろん、濡れタオルで身体を拭くことや洗髪などすべての動作を看護師に頼らざるを得ません。さらには尿や便が勝手に出てしまう状態にまでなることも珍しくありません。

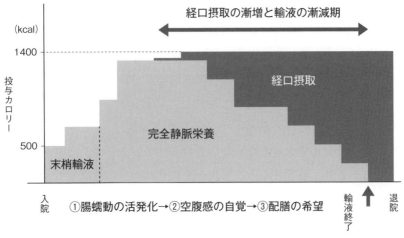

図7-1　定常体重療法の栄養量

　寝たきりで寝返りも自分でできず、おむつをつけて点滴をしている姿は新生児集中治療室にいる小さく生まれた赤ちゃんと同じです。
　入院1か月頃には再栄養の合併症が落ち着き、浮腫みもとれます。減っていた血液が元の量に戻ると胃腸の動きが良くなり、長らく感じなかった空腹感が出てきます。しかし、しばらく活動していなかった胃腸なのですぐには食べられません。本人の希望があればイオン水の摂取から胃腸の準備運動を始めます。その後も乳酸飲料や液体栄養剤などすべて食事の増量は患者さんが要求したら応じる形にします。その際、飲食することに抵抗感が起こらないように、食べた分に応じて輸液のカロリーを減らしていきます。体重維持に必要な最低限のカロリー（身長により、1200から1400キロカロリー）が摂取できるようになれば、輸液を終了します。食事だけで体重が減らないことを1週間確認すると試験外泊、退院となります（図7-1／Q3参照）。

第7章　定常体重療法——成長と変化を目指して

● 退院後は自由人

　退院後は自宅療養を指示しますが、幼稚園の入園前の2歳児のように母親とべったり過ごし、甘えん坊でわがまま、ぐうたらな"自由人"になっていきます。それはまるで小さい頃から良い子で過ごしてきた時間を埋め合わせているようにも見えます。自然な気持ちのまま過ごしていると、自然な空腹感に沿って食べられるようです。食事は1人前以上でおやつなども食べるため、体重は増えていきますが抵抗感はなく、「ご飯がおいしい」「私は食べるのが好き」「もう一度ダイエットしろと言われてもできないと思う」と言うほどです。1か月後には標準体重の80パーセント以上となり登校を2時限目までで再開すると、友人も担任も感情表現が豊かになった患者さんを見て驚きます。

● 不登校を選べるように

　"こころの痛み"に上手く対処できない人の多くは不登校を選びます（第2章Q13参照）。不登校は国内に13万人もいるというぐらい普通の対処行動です。しかし、完璧主義の良い子は、不登校という自分の価値が落ちる道を選べず、その代わりに価値が上がるとされているやせを極めるのです。例えるなら、道で転びそうな時に、洋服が汚れるのが嫌で手だけを着いたために腕を骨折するようなものです。登校を拒むより、食事を拒む方がより重症度が高いと言えます。

　実は、拒食症の人の完璧主義がゆるみ自由に食べられるようになると、「どうしてあれほど食べずにいられたんだろう」と思うと同時に、「どうしてあんなに頑張って勉強していたんだろう」という気持ちが湧いてきます。その結果、しばらく不登校になるか、登校はしても宿題もテスト勉強もほとんどやらないようになります。この不登校の時期は通らなければならないもので、むしろ、拒食症より重症度が軽く

259

なったと思ってください。やがて、自分の意思で登校するようになる
ものです。

症例　優等生タイプのD子

　D子は小学５年生の女の子。小学１年生から大手進学塾に通い、
中学受験を目指しており、小学４年生から市内トップの成績を続
けていた。両親にとって自慢の娘で、第一志望の合格は誰もが信
じて疑わなかった。学校でも教師や友人らの信望が厚く、人のも
め事の調整役をしたり、合唱コンクールではクラスをまとめたり
していた。ところが、小学５年生の５月から給食を減らし出した。
家族の前ではいつもの量を食べていたため、両親は「ダイエット
には気が付かなかった」という。

　９月の学校検診で養護教諭から体重が減っていることを指摘さ
れ、病院受診を指示された。最初に母子で受診した病院では、「標
準体重の68パーセントまでやせているから入院が必要だ」と言わ
れたが、D子も母親も学業の遅れを気にして通院治療を希望した。
いろいろな検査で身体には異常がないことがわかり、医師に問わ
れたD子は「５月の体育祭で騎馬戦の上に乗った際に、重いと言
われたのでダイエットを始めた。６月からは、ご飯をティッシュ
に包んで丸めて捨てていた」と告白した。５月の時点でも標準体
重の86パーセントで決して太ってはいなかったのだが、マイナス
の評価に耐えられなかったと推定された。

　受診により意図的なダイエットがばれてしまったD子は、むし
ろ大っぴらに食べなくなり体重減少は加速した。両親はまさか拒
食症になるとは思いもよらなかったとショックを隠せなかったが、
１年半後の中学受験までなんとかもたせようと「食べなさい」と

260

強く指導した。しかし、Ｄ子は食べないだけでなく、立ったまま勉強し、登校時には不必要な辞書を２冊手さげ鞄に入れて小走りで登校した。63パーセントまでやせた段階でもＤ子は入院を拒否したが、頑として食べないことに精根尽き果てた母親の希望で遂に入院となった。入院後は鼻からの経管栄養と食事を併用されたが、食後は病棟ホールを大股で歩き回った。入院後も体重が減り続けるため、私のところに紹介されてきた。

　初診時には標準体重の60パーセントにまで減っていたが、血液検査では異常を認められなかった。待合室でも立ち続けていたＤ子は、「私はまだ元気に歩ける。死にたいとも思っていないし、死ぬところまでやせたりしない」と自分でうまくコントロールできている感覚を持っており、登校を希望した。両親はそのまま転院で入院させたいという希望だったが、本人の希望を優先して帰宅させた。その際、「登校も塾も制限しないが、毎週の診察と検査には来てもらう。血液検査で異常になり入院しなければあと２週間で命が終わる時にはその事を伝えるので、自分で入院するかどうかを決めるように」と伝えた。

　翌週から塾と学校を再開したＤ子だったが、３週目の受診の前日の朝、ベッドから起き上がれなくなり、欠席した。塾には行ったが１時間で机に突っ伏してしまうため早退した。３週目の血液検査では肝機能障害、脱水、軽度の横紋筋融解が認められた。私から「今日入院しないならば、来週は受診しなくてよい。来週の入院ではどうやっても助からない」と伝えると、泣きながら「入院します」と答えた。その際、「心療内科では入院後は身体と頭と気持ちをすべて休息させる。そのために勉強道具は持ち込まないこと、入院後はベッドで安静に寝ていること」を確認した。

D子は両親との３人家族。父親は大学院卒で金融関係に勤務、帰宅は毎日午後11時過ぎで、朝も６時半には出勤した。母は名門女子大の英文科卒、父と同じ金融会社に総合職として入社し、経営企画に携わり、結婚後も仕事を続けていた。母が34歳の時、D子を妊娠したが、妊娠６か月で切迫早産のために入院となり、参加していた新規プロジェクトのサブリーダーを辞めざるを得なくなった。約３か月間産科に入院して、D子は妊娠38週で健康に生まれた。しかし、母乳はあまり出なかったため、生後１か月からは人工乳で育てた。夜は０時にミルクを飲ませると５時まで寝てくれたため、母は十分に眠れた。離乳食も良く食べて順調に成長、歩き始めは10か月、初めて言葉を話したのは11か月で「えら～い」だった。２、３歳のイヤイヤ期はなく、午後３時のお昼寝タイムには母が声がけしなくても自分で布団に入った。１歳から母子でのスイミング、２歳からリトミック（音楽を使った教育法の一つ）と英会話、ピアノと、毎日母子でどこかに通った。

　母親は仕事の達成感の代わりにD子をプロデュースしているようであった。小学校は習い事を続ける時間を確保するために公立に通い、１年生からは週２回の塾へ。第一志望は母と祖母の出身校であるキリスト教系の女子校だった。ピアノでは毎週きっちり練習課題を達成し、大会では入賞。身長はクラスでも高めで足も速くリレー選手。小学３年生と５年生では推薦されてクラス代表になった。しかし、「私には困った時に助けてくれる友達はいない。私にできない事は誰にもできないことだから」と孤高で、かつ、孤独なことを自覚していた。D子はまた、「昨日の自分に負けたくない」といつも思っていたが、そのためか発症後は毎日こっそり体重測定をしていた。

第7章　定常体重療法──成長と変化を目指して

　入院後のD子はさすがに運動ができる状態になく、胃腸もほとんど動いていないため、配膳停止と輸液による"定常体重療法"を親子に説明し、同意を得て開始した。母親は点滴により娘を失うかもしれない不安が和らぎ、面会ではD子や母自身の幼児期の話などをした。D子は看護師のこころのこもった関わりを通じて、どんどん赤ちゃん返りしていった。入院1か月を過ぎた頃、胃腸の運動が回復し、空腹感を自覚できるようになった。D子の希望に応じて食事を少しずつ増やしていき、点滴が不要になった頃には、表情豊かで無邪気な3歳児のようになり、母や看護師に甘えるようになっていた。

　母からは、「今までの子育ては一流大学を出て、仕事ができる人間を作る方法ではあったが、振り返ると子育てが楽しいとは思えなかった。これからは親子で楽しくやりたい」と話した。

　小学5年生の2月に退院し、4月には標準体重に戻っており登校を許可したが、母子ともに「学校にはまだ行かなくていいかな」と母子でべったりと過ごした。小学6年生の秋には登校を再開したが、受験はせずに公立中学に進学した。実は小さい頃から動物好きで生物部に入り、動物の世話をすることも体験した。その後、再発することなく中堅の公立高校へ進学したが、高校3年生から一念発起して勉強を始めた。一浪して大学へ入学し、今では動物のお医者さんとなっている。

＊本書で紹介した症例は私が出会った患者さんに共通するエピソードを抽出し合成して作ったものなので、リアリティはありますが、特定の個人の描写ではないことをお断りしておきます。

終章

空の1番地から

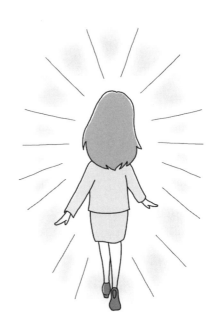

私が医師になった平成3年の頃、少子化が問題となり、全国の大学病院で新卒の医師が小児科を選ぶことが少なくなっていました。さらに、子どものこころを診る医者は全国でもごく少数で、「こころが疲れて、身体に症状が出ている子どもたち」を受け入れている治療機関はほとんどありませんでした。

　私は初めに小児科医となりましたが、小児科には心身症や不登校、発達障害、そして摂食障害の子どもがやってきました。どこにも紹介できるところがなく、「自分で勉強するしかない」と考え、子どもの心療内科、児童精神科の研修を3年ずつ受けました。さらに、精神分析というものを知り、研修会への参加や個人的指導を受けたことは、現在の治療観の基本となっています。

　その頃、東京都では都立病院の再編整備計画が始まり、清瀬小児病院、八王子小児病院、梅ヶ丘病院（児童精神科）が移転統合されることになりました。小児科と児童精神科の中間に位置する心療内科が設立され、小児総合医療センターの「空の1番地」の病棟で摂食障害の診療に専念することができました。

　昨年（2017）の夏、「子どもの心療内科」の大先輩、高尾龍雄先生より本書の執筆のご紹介がありました。私は臨床一筋で、学術論文の執筆などからもあえて距離を置いていましたが、日頃の臨床実践を多くの方々に知っていただこうと考え、お引き受けしました。

　しかし、平日は臨床をしながらですので、執筆時間をとるのは容易ではなく、依頼を受けてから8か月間ほぼすべての土日を費やし、原稿を書き続けました。この体験は想像以上に大変なものでした。小学校時代の夏休みの宿題の締切に苦しんで以来、締切のある仕事への拒絶感が強く、医師向けの原稿の依頼でも1か月遅れはざらでした。し

終章　空の１番地から

かも、今回は本１冊というとてつもない分量で、編集担当者から「早く次の章を、このままでは間に合いません」という催促の日々、その度に「もう執筆を止めて臨床だけの生活に戻ろう」と思いました。

　本書が無事巣立つことができたのは大げさではなく奇跡的なことです。編集を担当していただいたエディシオン・アルシーヴの西川照子さん、作画とレイアウトを担当していただいたAND'Kの木野厚志氏が、私の様々な要望に対し辛抱強く柔軟に対応してくださったおかげです。

　注以外はすべて深井が書きましたが、書き足りないところが多々あります。図・表の説明について、本文の内容について、疑問・質問等ありましたら、お答えしてゆきたいと存じます。その場合はお手数ですが、職場に封書にてお知らせいただければ幸いです。

　私が本書を執筆できたのは、次の先生方のご指導、ご鞭撻があったおかげです。ここに御名を記して深くお礼申し上げます。

　関西医科大学小児科の小林陽之助前教授、東野博彦先生、松崎修二先生、こども心身医療研究所所長の冨田和巳先生、大堀彰子先生、元国立精神神経センター国府台病院児童精神科の齊藤万比古先生、精神分析家で上智大学教授の藤山直樹先生、小児総合医療センター初代院長の林奐先生。私と一緒に子どもたちを支えてくれた「空の１番地」の病棟スタッフのみなさん、またこの本の原稿校正を手伝っていただいた、心療内科の清水圭祐先生、北島翼先生。

　そして、私とともに摂食障害の迷宮を歩いてくださった患者さんとそのご家族のみなさまに深く感謝いたします。

2018年４月吉日　　著者

主要参考文献

■摂食障害関連

ヒルデ・ブルック『思春期やせ症の謎——ゴールデンケージ』岡部祥平、溝口純二訳、星和書店、1979年：拒食症について一般向けに症例を交えて書かれた本の和訳。絶版だが古書にて購入可能。

ジェームズ・ロック、ダニエル・ル・グラン『家族のための摂食障害ガイドブック』上原 徹、佐藤美奈子訳、星和書店、2006年：親が摂食障害患者にできることを多くの症例とともに具体的に書いた本。分厚いが読みやすい。

松木邦裕『摂食障害というこころ——創られた悲劇／築かれた閉塞』新曜社、2008年：こころの中で起こっていることや心理療法がなすべきことが語られている。

松木邦裕、鈴木智美『摂食障害の精神分析的アプローチ——病理の理解と心理療法の実際』金剛出版、2006年：摂食障害の治療をする人向けに書かれた本。

松木邦裕、瀧井正人、鈴木智美『摂食障害との出会いと挑戦——アンチマニュアル的鼎談』岩崎学術出版社、2014年：精神分析と認知行動療法という一見すると相反する治療スタンスだが、こころの真髄に触れるという点では共通。対談録なので読みやすい。

瀧井正人『摂食障害という生き方——その病態と治療』中外医学社、2014年：行動制限を用いた認知行動療法が熟成されるまでの過程が書かれている。

富澤 治『裏切りの身体——「摂食障害」という出口』エム・シー・ミューズ、2011年：精神分析からみた摂食障害の捉え方を一般向けに書いた本。

傳田健三『子どもの摂食障害——拒食と過食の心理と治療』新興医学出版社、2008年：児童精神科医が書いた摂食障害の治療手引きだが、専門知識がなくても読める。

C.Laird Birmingham、Janet Treasure『摂食障害の身体治療—チーム医療の実践を目指して』太田大輔監訳、南山堂、2011年：栄養治療による合併症について書かれており専門家向け。

■精神分析、児童精神関連

藤山直樹『集中講義・精神分析』上・下巻、岩崎学術出版社、2008年・2010年：大学生向けの精神分析の講義録。専門知識がなくても読め、「精神分析とは何か」に触れられる。

齊藤万比古『増補 不登校の児童・思春期精神医学』金剛出版、2016年：児童精神科医で不登校の大家の名著。一般向けの不登校についての本もあり。

ローナ・ウィング『自閉症スペクトル——親と専門家のためのガイドブック』久
　保紘章訳、東京書籍、1998年：自閉症スペクトラムの原典の一つ。専門家向け。

■出典・その他
今泉忠明『続ざんねんないきもの事典』高橋書店、2017年：生物のユニークな一
　面に着目、楽しい読み物となっている。
長岡智明、櫻井清子、国枝悦夫他『日本人成人男女の平均体型を有する全身数値
　モデルの開発』生体医工学、学会誌刊行センター、2002年
田中義一郎、中原義行、中島義蔵『標準的日本人——1988年の研究－Ⅳ－主要器
　官の正常値に関する研究』日本医放会誌、1989年

東京都立小児総合医療センターのホームページ
　心療内科（男女別、身長・年齢別の標準体重一覧表のPDFあり）
　http://www.byouin.metro.tokyo.jp/shouni/
厚生労働省『日本人の食事摂取基準（2015年版）』
　http://www.mhlw.go.jp/stf/houdou/0000041733.html
日本小児内分泌学会『標準身長・体重曲線』2016年
　男子：http://jspe.umin.jp/medical/files_chart/CGC_boy0-18_jpn.pdf
　女子：http://jspe.umin.jp/medical/files_chart/CGC_girl0-18_jpn.pdf

■ガイドラインと診断基準
日本精神神経学会(監修)『DSM-5 精神疾患の診断・統計マニュアル』医学書院、
　2014年
融 道男・中根允文・小見山実訳『ICD-10 精神および行動の障害——臨床記述と
　診断ガイドライン』医学書院、2005年
デイビッド・M. ガーナー、ポール・E. ガーフィンケル『摂食障害治療ハンドブッ
　ク』小牧 元訳、金剛出版、2004年
日本小児心身医学会(監修)『小児心身医学会ガイドライン集——日常診療に活か
　す5つのガイドライン』改訂第2版、南江堂、2015年
日本摂食障害学会(監修)『摂食障害治療ガイドライン』医学書院、2012年
西園マーハ文『摂食障害治療最前線：NICEガイドラインを実践に活かす』中山
　書店、2013年
厚生労働科学研究（子ども家庭総合研究事業）思春期やせ症と思春期の不健康や
　せの実態把握および対策に関する研究班『思春期やせ症の診断と治療ガイド』
　文光堂、2005年

索　引

あ 行

愛着理論　71
アイデンティティ　48, 82, 192, 242
アスペルガー, H.　90
アスペルガー障害　92
アタッチメント理論　71
アッカーマン, N.　228
アノレキシア・ネルボーザ　24
アフロディーテ　55
アリピプラゾール　112
アルブミン　157, 171, 172
移行対象　75
異食症　23, 127
胃食道逆流症　119, 121
一次過程　69, 70
『一本堂行余医言』　24
偽りの目標　14, 54
胃破裂　26, 125
イミプラミン　98
ウィニコット, D. W.　73
うつ状態　18, 48, 49, 66, 96, 97, 98, 100,
　102, 113, 116, 118
うつ病　69, 95-99, 110, 113, 114
エス　69, 70, 77-79, 82-84
エディプス王　80
エディプス期　78
エムディ, R. N.　75
演技性パーソナリティ群　110, 111
横断的標準身長体重増加曲線　32
嘔吐恐怖症　17, 18, 22, 66, 116
横紋筋融解症　163, 177, 179, 180
オキシトシン　73, 76

オペラント条件付け　219, 227

か 行

回避・制限性食物摂取症　20, 113, 129
外来点滴　230
快楽原則　7, 69, 70, 73, 77
過活動　60, 106, 137, 139, 140
香川修徳　24
学習障害　93
隠れ拒食症　114
過剰適応　6, 48, 69
過剰適応型　81, 82, 85, 100, 102
過食症　18-23, 26, 27, 106, 229
過食性障害　18, 124
過食・排出型　27, 106, 107
家族療法　228
葛藤　57, 79
合併症　237-239
カナー, L.　90, 94
ガル, W. W.　24, 104, 107
患者とみなされた人　228
基礎代謝　158, 161, 162
キッチン・ドリンカー　23
機能性嚥下障害　18, 66, 116
機能性嘔吐症　17, 18, 66, 119-121
気分障害　48, 49, 84
気分障害群　110
基本的信頼感　73, 74, 77
逆流性食道炎　119
急性（の）脱水　37, 38, 152
境界性パーソナリティ群　110, 111
強制入院　224, 225

271

強迫　58, 86-88, 96, 140, 141

強迫観念　7, 86, 88, 96

強迫群　48, 86, 108, 109, 247

強迫行為　86, 88

強迫性障害　58, 69, 86, 87

恐怖症群　110, 111

虚偽性障害　69

局所論　68

拒食症　2, 3, 6, 16, 18-27, 30, 34, 38-40, 46,
　　51, 53, 54, 86, 88, 96, 100, 101, 104, 109,
　　113, 116, 120, 121, 124, 125, 133-135, 137,
　　143, 147, 160, 164, 165, 168, 174, 175, 178,
　　187, 190, 202, 212, 242, 259

筋肉　35, 40, 55, 64, 140, 150, 153-156, 161,
　　163-165, 168, 175, 177-181, 239, 252

筋肉痛　178, 180, 238, 257

クラーマン, G. L.　228

グリア細胞　187, 189, 190

クレアチニン・キナーゼ　178

食わず女房　125

経管栄養　233, 235

軽症摂食障害　108, 109

月経　25, 32, 34, 106, 191, 193, 199

血漿タンパク　171, 173

ケトン体　153, 154

ケラチン　180

現実原則　7, 70, 78

抗うつ薬　95, 97-99, 112, 176

高機能自閉症　90, 92

甲状腺機能低下　160, 168

口唇期　77

抗精神病薬　112, 128

構造論　69, 70, 77, 78, 82, 84

行動制限療法　220, 221

更年期障害　199

広汎性拒絶症候群　18, 127, 128

広汎性発達障害　50, 92

肛門期　77

国際疾病分類　16, 30, 104

骨粗鬆症　199

骨密度　199, 200

コルセット　56

さ 行

再栄養　156, 257, 258

作為症　69

サリヴァン, H. S.　228

自我　69, 70, 78, 82-84

自我違和的　88

自我親和的　88

自殺　26, 80

思春期　4, 6, 13, 19, 23, 32, 49, 57, 77-79, 82,
　　148, 152, 192, 199

思春期やせ症　22, 104

『思春期やせ症の謎』　104, 242

視床下部　61-66, 79, 95, 97, 116, 160, 163,
　　192

しつけ　57, 69, 78

自閉スペクトラム症　48, 49, 84, 89-92,
　　108, 112, 121, 127, 128, 135

自閉症スペクトラム群　110

社会参照機能　75

受動型　81, 83-85, 92, 100, 102

受動攻撃型　81, 84, 85

循環血液量　151, 152, 164, 165, 184

境界性パーソナリティ障害的摂食障害
　　108, 109

消化酵素欠乏症　43

上腸間膜動脈症候群　185, 186

情緒応答性　75

衝動　7, 59, 61, 62, 82, 97

衝動型　81, 85

情動中枢　116

小児科　215

食道アカラシア　118

食道裂孔ヘルニア　119, 120

食物回避性情緒障害　18, 66, 101, 102, 113, 114, 117

食物拒否　18, 113, 127, 128

食物探索行動　59, 60, 62, 140, 141

食欲中枢　95, 97, 116

自律神経　61, 64, 163

心因性嘔吐　17, 18, 66, 119, 120

神経性過食症　18, 19, 23, 124

神経性消耗病　24

神経性食思不振症　24, 104

神経性大食症　16, 17

神経性無食欲症　16, 104-106

神経性やせ症　18, 19, 21, 23, 104, 107, 113

心身症　3, 90, 97

心身相関　64-66, 120

身体愁訴群　110, 111

身体的接触の安心感　72

心拍数　163, 164

心不全　26

心理療法　7, 207, 226

水分　37-39, 111, 151

崇高　2, 8, 14, 54, 56, 133-135, 140

スキンシップ　72

ストレス　64, 66, 72, 96-98, 114, 116, 119, 120, 124, 125

性器期　77, 78

精神科デイケア　214

制限摂食　18, 113, 129

精神疾患の診断・統計マニュアル　16, 17

精神病理　2, 6, 86, 100, 108-110, 204

精神分析　7, 63, 67-70, 82, 84, 228, 242

精神分析的（な）精神療法　70, 133, 226, 246

精神保健福祉法　224

『聖なる拒食』　56

性ホルモン　13, 77-79, 192, 194

性欲　59, 97, 105

世界保健機関　16, 30, 105

摂食・嚥下障害　17, 18

摂食障害ワーキンググループ　17, 18, 97, 100, 109

摂食制限型　23, 27, 106, 107

前意識　68, 69

選択摂食　17, 18, 23, 113

選択的摂食　18, 127, 128

千日回峰行　39

潜伏期　77, 78

早期飽満感　66, 114

た 行

第一反抗期　78

大うつ病性障害　95

ダイエット　2, 14, 15, 23, 32-36, 48, 51-53, 57, 83, 100, 109, 111, 113, 114, 121, 147, 150, 153, 158, 160, 210

ダイエット・ハイ　137

対人関係療法　228

多臓器不全　26

ためこみ症　86

短腸症候群　43

タンパク質　151, 157, 170-173, 175, 180, 191, 195, 199, 231

ダンピング症候群　183

窒息恐怖　18, 116

注意欠如多動症　89, 92

中核の摂食障害　108, 109, 247

中心静脈栄養　236, 246

中枢神経　61, 64

中枢性摂食異常症　17, 46, 105

腸管神経系　64-66

273

超自我　69, 70, 78, 82-84
ツイッギー　25, 56
低血糖　181-183
定常体重療法　133, 227, 246, 247, 251, 256
低炭水化物ダイエット　191
転換性障害　69
転帰調査　26, 27
纏足　55
統合失調群　110, 111
統合失調症　90, 91, 112, 135
独立依存葛藤　79, 202
呑酸　119

な 行

二次過程　70
乳幼児精神医学　71
認知行動療法　203, 219, 220, 227
ネグレクト　38
脳内麻薬　39, 136-138, 146

は 行

％標準体重　29, 32, 33, 114, 147, 148, 152, 175
ハーロー, H.　71, 72, 75
白血病　26, 27
発達素因　48, 84, 90, 121, 127
母親参照機能　75
母親の原初的没頭　73, 74
反芻性障害　18, 119, 121
ヒステリー　77, 111
肥満度　29, 31, 32
標準体重　30-32, 40, 52, 105, 147
病前適応　81, 100
平田法　29, 30
不安障害　84, 116

フードファイター　41, 43
不登校　3, 4, 81, 97, 100-102, 110, 116-118, 259
フルオキセチン　99
ブルック, H.　104, 107, 242
フロイト, S.　68-70, 77
分離不安障害　118
平均寿命　28
β-エンドルフィン　136
ベック, A. T.　219, 223
ベル, R.　56, 58
変換症　69
扁桃体　61, 95, 116
哺育障害　18, 129
ボウルビィ, J.　71
ポジトロン断層法　90
母性的養育の剥奪　71
ボディマス指数　29, 105
ほど良い母親　74

ま 行

末梢穿刺中心静脈カテーテル　236
見捨てられ抑うつ　144
ミニューチン, S.　228
無意識　12, 13, 15, 53, 63, 67-70, 82-84, 114, 116, 119, 132, 133, 135
無月経　105, 106, 200
胸焼け　119
村田式　29-31
メランコリー型性格　96
モートン, R.　24
モンロー, M.　25, 56

や・ら行

やけ食い　97, 116

274

やせの大食い　159
憂うつ　2, 3, 7, 13, 95, 97
幼児自閉症　90
幼児退行　229
力動的精神療法　70, 226
リスペリドン　112
ローレル指数　29

欧　文

AD/HD　→注意欠如多動症
AN　→拒食症
ASD（自閉スペクトラム症）　50, 89, 90,
　92, 94
BMI（ボディマス指数）　29, 34, 35, 57, 105
CK（筋原酵素）
　　→クレアチニン・キナーゼ
CT　60, 165, 166, 187
DHA　190, 191
DSM（Ⅲ、Ⅳ、5）
　　→精神疾患の診断・統計マニュアル
　（第Ⅲ版、第Ⅳ版、第5版）

DSM-Ⅲ　95, 97
DSM-Ⅳ　16, 92, 106, 129
DSM-5　17, 20, 30, 91, 96, 104, 113, 129
ego　→自我
EPA　190, 191
Es（id）　→エス
GERD（胃食道逆流症）　119
good enough mother　→ほど良い母親
GOS-C　17, 18
ICD-10（国際疾病分類第10版）　16, 30, 92,
　104, 105, 129
low T$_3$症候群　38, 160, 167
MRI　60, 187, 188
NICE（英国国立医療技術評価機構）
　204, 205, 206, 213
PET　→ポジトロン断層法
PICC　→末梢穿刺中心静脈カテーテル
SNRI　98, 99
SSRI　98, 99
super ego　→超自我
TSH（甲状腺刺激ホルモン）　160, 167
WHO　→世界保健機関

《著者紹介》

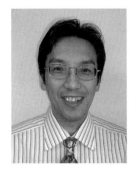

深井善光（ふかい　よしみつ）

現職　国立障害者リハビリテーションセンター病院小児科医長。
　　　小児科専門医・指導医、小児心身医学会認定医・指導医、
　　　子どものこころ専門医、臨床心理士、精神保健指定医。

1963年、大阪府生まれ。
1991年4月、関西医科大学卒業、同小児科入局。
1994年4月、こども心身医療研究所（心療内科・精神科）
1997年4月、関西医科大学付属病院（小児科助手）
2001年4月、国立精神神経センター国府台病院
　　　　　　　　　　　　　　　　（精神科・児童精神科）
2004年4月、東京都立清瀬小児病院（心療小児科医長）
2010年2月、東京都立小児総合医療センター
　　　　　　　　　　　　　　　　（心療内科医長）
2021年4月、国立障害者リハビリテーションセンター病院
　　　　　　　　　　　　　　　　（小児科医長）

専門は、小児心身医学、児童精神医学、精神分析学。

　子どもの頃はかなりの偏食で身長も低くやせていました。勉強も好きな理科と数学は面白いからやるが、努力がいる英単語や漢字などは避けていました（勉強も偏食）。それでも嫌々ながら勉強して中学1年生までは成績優秀だったはずです。
　中学2年生からは頑張る事から自らを開放しました。高校は進学校は目指さず、2017年「バブリー・ダンス」でブレイクし、紅白歌合戦にダンス部が出場した大阪府立登美丘高校でのんびり過ごしました。高校では地学部に入り化石に魅了されて山へ。
　受験勉強は高校を卒業してから始め、生物進化の謎を知りたくてヒトのDNAを扱える医学部に行きました。しかし、結果的には"生物進化の研究者"ではなく、"こころの奥の探究者"となっています。
　今でも太古の昔に思いをはせて、山奥に化石と子どもの頃の自分を探しに行きます。

思春期のこころと身体Q&A ③

摂食障害
── 身体にすり替えられたこころの痛み ──

2018年6月30日初版第1刷発行	〈検印省略〉
2021年4月30日初版第2刷発行	

価格はカバーに
表示しています

著 者	深 井 善 光
発 行 者	杉 田 啓 三
印 刷 者	坂 本 喜 杏

発行所　株式会社　ミネルヴァ書房

607-8494　京都市山科区日ノ岡堤谷町1
電話代表　(075)581-5191
振替口座　01020-0-8076

© 深井善光, 2018　　冨山房インターナショナル・藤沢製本

ISBN 978-4-623-08255-1
Printed in Japan

―――― 子どもから大人へ、その成長を援ける ――――

＜思春期のこころと身体Q&A＞
全5巻

① **思春期**

深尾憲二朗 著

② **いじめ**

村瀬　学 著

③ **摂食障害**

深井善光 著

④ **心身症**

高尾龍雄 編著

⑤ **発達障害**

十一元三 監修　　崎濱盛三 著

―――― ミネルヴァ書房 ――――

http://www.minervashobo.co.jp/